AZ ÖRÖM SZIVÁRVÁNYOS TÁLAI

Táplálja testét 100 színes és tápanyagban gazdag tálkával

Zsóka László

Copyright Anyag ©2024

Minden jog fenntartva

A kiadó és a szerzői jog tulajdonosának megfelelő írásos beleegyezése nélkül ennek a könyvnek egyetlen része sem használható fel vagy továbbítható semmilyen formában vagy módon, kivéve az ismertetőben használt rövid idézeteket. Ez a könyv nem helyettesítheti az orvosi, jogi vagy egyéb szakmai tanácsokat.

TARTALOMJEGYZÉK _

TARTALOMJEGYZÉK _..3
BEVEZETÉS...7
SZIVÁRVÁNYOS GYÜMÖLCS TÁLAK...9
1. KÓKUSZOS GÖRÖGDINNYE TÁL...10
2. VITAMIN BOOST AÇAÍ BOWL..12
3. GOJI BOGYÓS TRÓPUSI TURMIXTÁL..14
4. AÇAÍ CHERRY SMOOTHIE BOWL...16
5. AÇAÍ TÁL TENGERI MOHÁVAL...18
6. AÇAÍ MANGO MACADAMIA BOWL..20
7. FLOWER POWER BRAZIL AÇAÍ BOWL..22
8. KÓKUSZOS QUINOA REGGELI TÁLAK..24
9. KÓKUSZOS ACAI BOWL...26
10. AÇAÍ BOGYÓS TÁL CITROMFŰ INFÚZIÓVAL..28
11. KÓKUSZOS KIWI TÁL...30
12. KÓKUSZOS MEGGYES TÁL..32
13. AÇAÍ TÁL KÁPOSZTA MIKROZÖLDDEL...34
14. AÇAÍ BOWL BRAZIL DIÓVAL P..36
15. AÇAÍ BOGYÓS TÁL GRÁNÁTALMÁVAL...38
16. ZÖLD MATCHA BOWL..40
17. AÇAÍ TÁL BANÁNNAL ÉS KÓKUSSZAL..42
18. TÚRÓS GYÜMÖLCSTÁL..44
19. KÓKUSZBOGYÓ TURMIXTÁL..46
20. SQUASH GOJI TÁLAK..48
21. GOJI SZUPERÉTEL JOGHURTOS TÁL..50
22. GOJI BOGYÓ SMOOTHIE BOWL..52
23. KÓKUSZOS BOGYÓS TÁL...54
24. BUDDHA BERRY BOWL..56
25. GOJI BOGYÓS JOGHURTOS TÁL..58

26. KÓKUSZOS BARACK TÁL.. 60
27. BUDDHA CSOKOLÁDÉ TÁL... 62
28. GOJI BOGYÓ CHIA PUDINGTÁL... 64
29. PITAYA BANÁN BOWL.. 66
30. KÓKUSZOS ANANÁSZOS TÁL.. 68
31. SÁRKÁNYGYÜMÖLCS ÉS GRANOLA JOGHURTOS TÁL............................ 70
32. SÁRKÁNYGYÜMÖLCS ÉS KIWI SALÁTA.. 72
33. PITAYA BERRY BOWL... 74
34. PITAYA GREEN BOWL... 76
35. ZÖLD AVOKÁDÓTÁL... 78
36. KÓKUSZOS PAPAYA TÁL... 80
37. BUDDHA TRÓPUSI TÁL.. 82
38. BUDDHA MOGYORÓVAJAS TÁL... 84
39. KÓKUSZOS MANGÓTÁL... 86
40. ALMÁS PITE FARRO REGGELI TÁLAK... 88
41. GRÁNÁTALMA ÉS FREEKEH TABBOULEH TÁLAK.................................. 90
42. C-VITAMIN PAPAYA TÁLAK.. 92
43. GOJI BOGYÓ ZABPEHELY TÁL... 94
44. ZÖLD AÇAÍ TÁL GYÜMÖLCCSEL ÉS BOGYÓKKAL.................................. 96
45. BUDDHA ZÖLD TÁL.. 98
46. GREEN POWER FRUIT BOWL... 100
47. MOGYORÓVAJAS BANÁNTÁL.. 102
48. CSOKOLÁDÉ FEHÉRJE TÁL.. 104
49. TOFU BOGYÓS TÁL.. 106
50. GREEN GODDESS FRUIT BOWL.. 108
SZIVÁRVÁNYOS GYÜMÖLCSALÁTA... 110
51. EGZOTIKUS GYÜMÖLCSSALÁTA... 111
52. ÜNNEPI GYÜMÖLCSSALÁTA.. 113
53. GYÜMÖLCSSALÁTA TÉLEN... 115
54. KRÉMES TRÓPUSI GYÜMÖLCSSALÁTA... 117
55. FÜLÖP-SZIGETEKI STÍLUSÚ GYÜMÖLCSSALÁTA................................... 119

56. HAUPIA EGZOTIKUS GYÜMÖLCSSALÁTÁVAL...121

57. AMBROSIA GYÜMÖLCSSALÁTA..124

58. GYÜMÖLCSSALÁTA MENTÁS ÖNTETTEL...126

59. SRÍ LANKA-I GYÜMÖLCSSALÁTA..128

60. MIMÓZA GYÜMÖLCSSALÁTA..130

61. MOJITO GYÜMÖLCSSALÁTA...132

62. MARGARITA GYÜMÖLCSSALÁTA...134

63. GYÜMÖLCSÖS ÉS DIÓS RIZSSALÁTA...136

64. GYÜMÖLCSSALÁTA DIÓVAL...138

65. GYÜMÖLCS PARFÉ SALÁTA...140

SZIVÁRVÁNYOS ZÖLDSÉGES SALÁTA TÁLAK..142

66. SZIVÁRVÁNY SALÁTA..143

67. NASTURTIUM ÉS SZŐLŐ SALÁTA...146

68. ÁRVÁCSKA SALÁTA...148

69. ZÖLD SALÁTA EHETŐ VIRÁGOKKAL..150

70. NYÁRI SALÁTA TOFUVAL ÉS EHETŐ VIRÁGOKKAL...152

RAINBOW POKE TÁLAK...155

71. SÁRKÁNYGYÜMÖLCS ÉS LAZAC POKE TÁL..156

72. HAWAII AHI POKE...158

73. TUNA POKE TÁLAK MANGÓVAL...160

74. FŰSZERES TUNA POKE BOWL..163

75. SHOYU ÉS FŰSZERES MAYO LAZAC POKE BOWL..166

76. KALIFORNIAI RÁKPOKE TÁLAK..169

77. FŰSZERES RÁK POKE TÁLAK...171

78. KRÉMES SRIRACHA SHRIMP POKE TÁLAK..174

79. FISH ÉS WASABI POKE BOWL..177

80. KETO FŰSZERES AHI TUNA POKE BOWL..180

81. LAZAC ÉS KIMCHI MAYO POKE -KAL...182

82. KIMCHI LAZAC POKE..184

83. SÜLT TONHAL POKE TÁLAK..186

SZIVÁRVÁNYOS SUSHI TÁLAK..189

84. NARANCSSÁRGA SUSHI CSÉSZÉK 190

85. STIR-FRY SUSHI BOWL 193

86. TOJÁS, SAJT ÉS ZÖLDBAB SUSHI TÁL 195

87. BARACK SUSHI BOWL 197

88. RATATOUILLE SUSHI BOWL 199

89. ROPOGÓS SÜLT TOFU SUSHI TÁL 201

90. AVOKÁDÓ SUSHI TÁL 204

SZIVÁRVÁNYOS BUDDHA TÁLAK 206

91. TOFUS RÁNTOTT TÁLOK KELBIMBÓVAL 207

92. LENCSE ÉS FÜSTÖLT LAZAC NIÇOISE TÁLAK 210

93. FÜSTÖLT LAZAC ÉS SOBA TÉSZTATÁLAK 213

94. MAROKKÓI LAZAC ÉS KÖLES TÁLAK 215

95. THAI KÓKUSZOS CURRY TÁLAK 218

96. VEGETÁRIÁNUS SUSHI TÁLAK 221

97. KARFIOL FALAFEL POWER BOWLS 224

98. FEKETE BAB ÉS CHORIZO TÁLAK 227

99. SLOW COOKER CONGEE REGGELI TÁLAK 230

100. HAJDINA ÉS FEKETE BAB REGGELIZŐTÁLAK 233

KÖVETKEZTETÉS 235

BEVEZETÉS

Üdvözöljük a "AZ ÖRÖM SZIVÁRVÁNYOS TÁLAI" című kulináris kalandban, amely túlmutat a hétköznapokon, és egy olyan világba invitál, ahol a tányérod minden színe a táplálkozás és a tiszta élvezet ígérete. Egy olyan társadalomban, amelyet gyakran a pörgős élet és a sietős étkezés jellemez, ezek a szivárványos tálak az öröm jelzőlámpájaként szolgálnak – a természet bőséges kínálatában fellelhető tápláló erő ünnepe.

Képzelje el, hogy belép egy konyhába, ahol a friss termékek élénk árnyalatai káprázatos palettát hoznak létre, és minden összetevő egy ecsetvonás az egészséges étkezés vásznán. A "AZ ÖRÖM SZIVÁRVÁNYOS TÁLAI" nem csupán receptgyűjtemény; egy óda az örömhöz, amely abból fakad, hogy sokféle összetevőt tartalmaz , amelyek mindegyike egyedi módon járul hozzá az Ön jólétéhez.

Ebben a szakácskönyvben egy utazásra indulunk az ízek és színek között, feltárva azt a tápanyag-gazdagságot, amelyet az egyes összetevők az asztalra hoznak. Minden tál kulináris remekmű, olyan textúrák és ízek szimfóniája, amelyek nem csak az étvágyat csillapítják, hanem belülről táplálják a testet.

Akár jártas az egészséges táplálkozás világában, akár kezdő, aki szívesen fedezné fel az örömteli táplálkozás lehetőségeit, ez a szakácskönyv az Ön útmutatója. Merüljünk el együtt egy olyan világba, ahol minden tál egy ünnep, minden hozzávaló a vitalitás forrása, és minden falat a tiszta öröm pillanata.

Tehát nyitott szívvel és étvággyal mind a színek, mind a táplálkozás iránt, legyen a "AZ ÖRÖM SZIVÁRVÁNYOS TÁLAI" oldala az inspirációnak. Legyen konyha tele azzal a lendülettel és jósággal, amely az ízek szivárványának befogadásából fakad. Itt az örömteli élet, egy-egy színes tál!

SZIVÁRVÁNYOS GYÜMÖLCS TÁLAK

1.Kókuszos görögdinnye tál

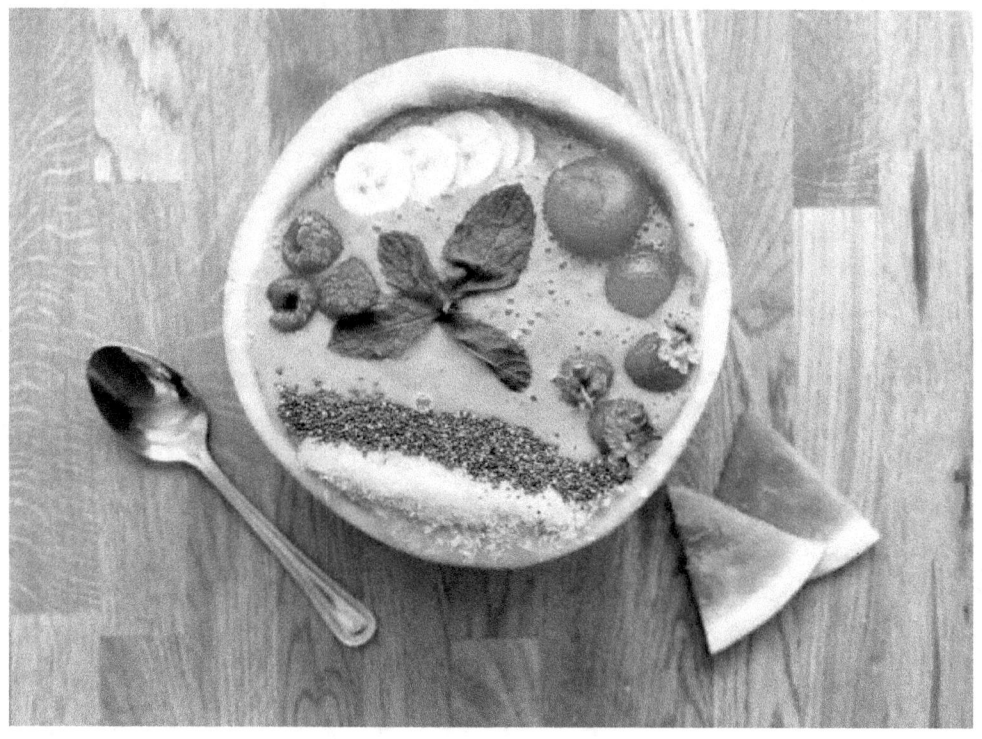

ÖSSZETEVŐK:

- 1 csésze fagyasztott görögdinnye darabok
- 1/2 csésze kókusztej
- 1/2 fagyasztott banán
- 1 evőkanál mentalevél
- Öntetek: szeletelt banán, friss görögdinnye darabok, kókuszreszelék és granola.

UTASÍTÁS

a) A fagyasztott görögdinnye darabokat, a kókusztejet, a fagyasztott banánt és a mentaleveleket turmixgépben turmixoljuk simára. Öntsük a keveréket egy tálba, és adjuk hozzá a feltéteket.

2. Vitamin Boost Açaí Bowl

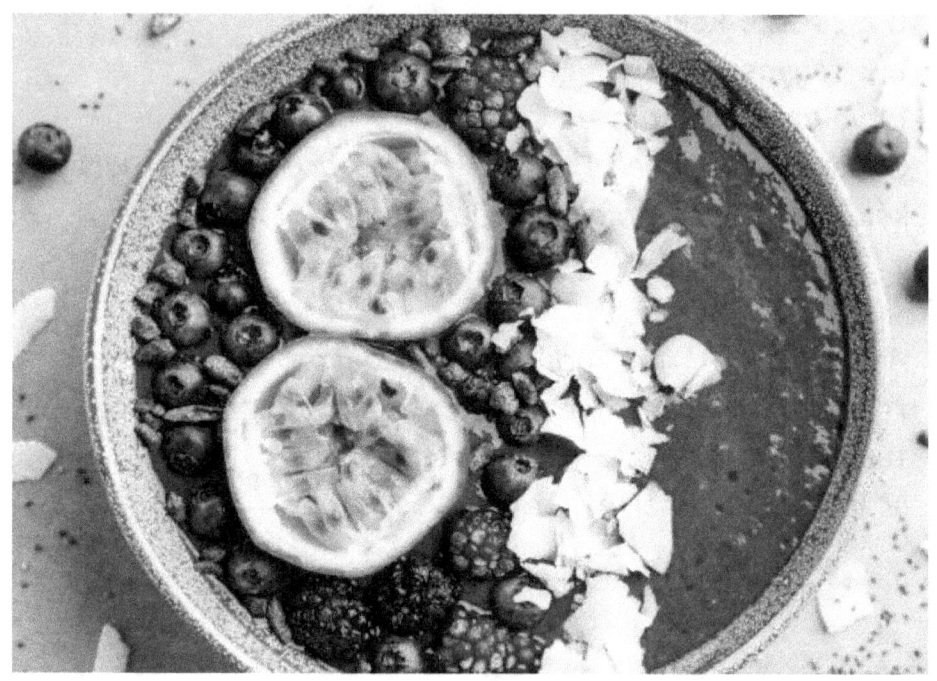

ÖSSZETEVŐK:

- ½ Açaí püré
- 1 csésze áfonya
- ½ érett avokádó
- 1 csésze kókuszvíz vagy tejmentes tej
- ½ csésze tejmentes joghurt
- 1 evőkanál dióvaj
- 1 evőkanál kókuszolaj

UTASÍTÁS

a) Tedd az egészet turmixgépbe és élvezd.
b) Ha tálat szeretnél belőle készíteni: adj hozzá még Açaí pürét és egy fagyasztott banánt.
c) Sűrűre turmixoljuk, tálba öntjük, és a tetejére rakjuk kedvenc friss gyümölcsünket.

3. Goji Bogyós trópusi turmixtál

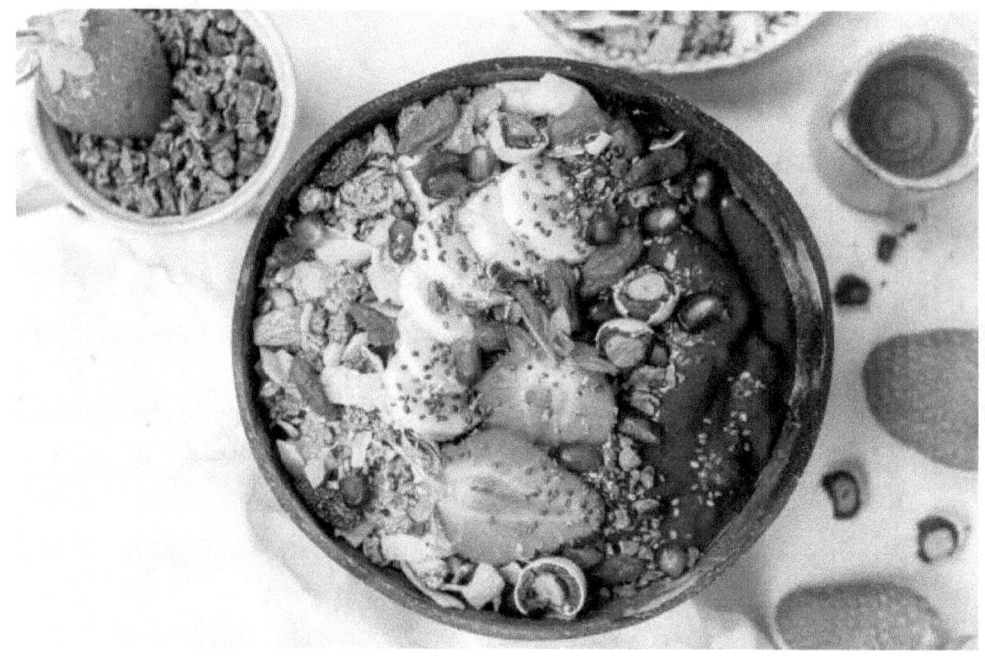

ÖSSZETEVŐK:

- 1 csésze fagyasztott vegyes trópusi gyümölcs
- 1/2 fagyasztott banán
- 1/2 csésze kókusztej
- 1/4 csésze goji bogyó
- Öntetek: szeletelt banán, friss bogyók, kókuszreszelék és granola.

UTASÍTÁS

a) A fagyasztott vegyes trópusi gyümölcsöt, a fagyasztott banánt, a kókusztejet és a goji bogyókat turmixgépben turmixoljuk simára.
b) Öntsük a keveréket egy tálba, és adjuk hozzá a feltéteket.

4. Açaí Cherry Smoothie Bowl

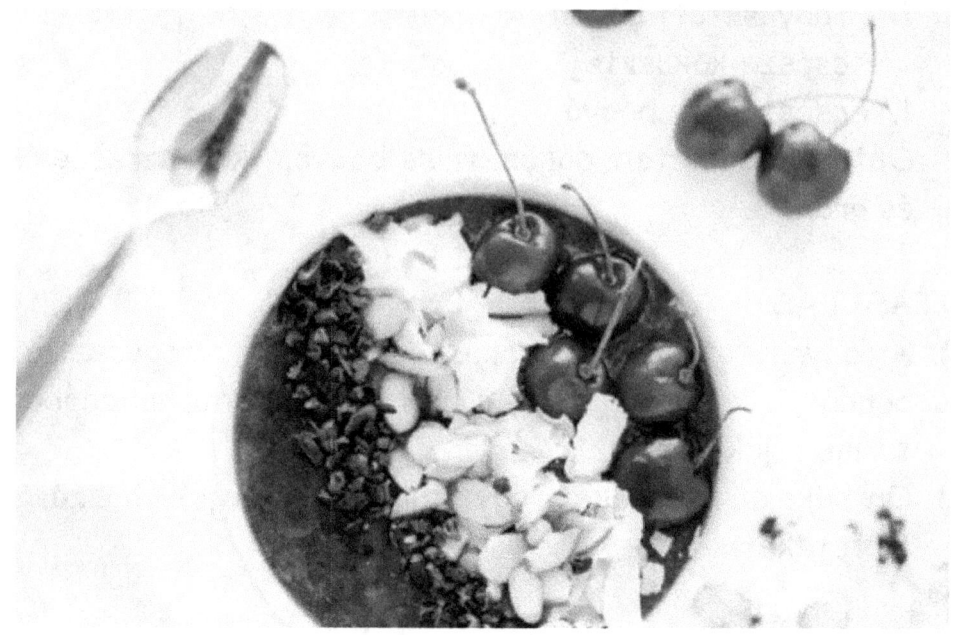

ÖSSZETEVŐK:
- 4 evőkanál kókuszos joghurt
- ½ csésze kikanalazható fagyasztott Açaí
- 2 banán, frissen vagy fagyasztva
- ½ csésze fagyasztott cseresznye
- 1 cm-es darab friss gyömbér

feltétek:
- Kesudió vaj
- Kókuszos joghurt
- Füge, szeletelve
- Étcsokoládé darabkák
- Áfonya
- Cseresznye

UTASÍTÁS
a) Először adja hozzá a kókuszjoghurtot, mielőtt a többi hozzávalót hozzáadja a turmixgép edényéhez, és rögzítse a fedelet.
b) Keverjük magas fokozaton 55 másodpercig, amíg krémes nem lesz.
c) Kanalazz bele kedvenc kókuszos táladba, kend rá a feltéteket, és élvezd!

5. Açaí tál tengeri mohával

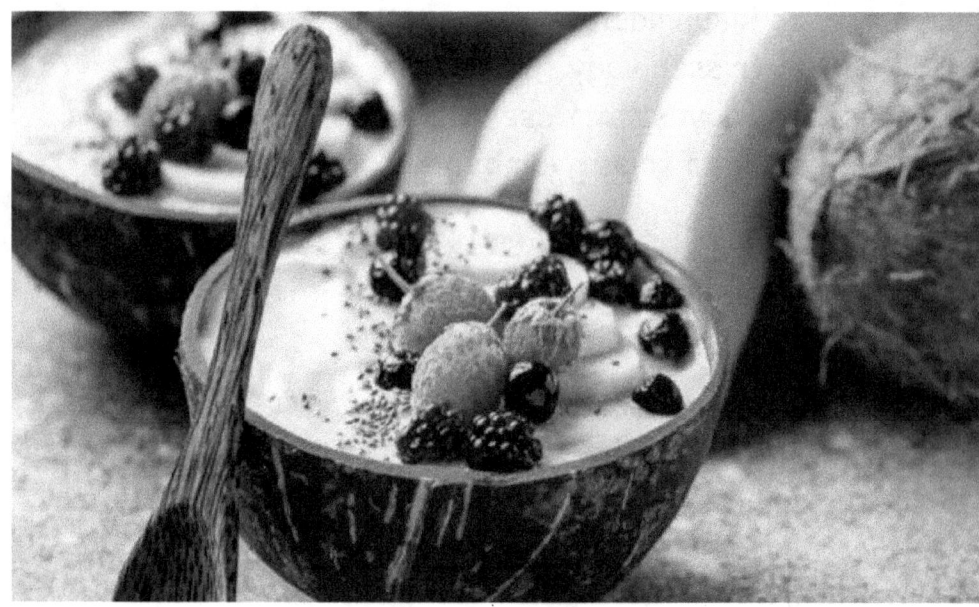

ÖSSZETEVŐK:

- Tengeri moha
- Açaí bogyópüré
- ½ csésze granola
- 2 evőkanál maca por
- 2 evőkanál kakaópor
- 1 evőkanál mandulavaj
- Választott gyümölcs
- Fahéj

UTASÍTÁS

a) Keverjük össze a hozzávalókat, és adjunk hozzá friss gyümölcsöt a tetejére.
b) Élvezd.

6. Açaí Mango Macadamia Bowl

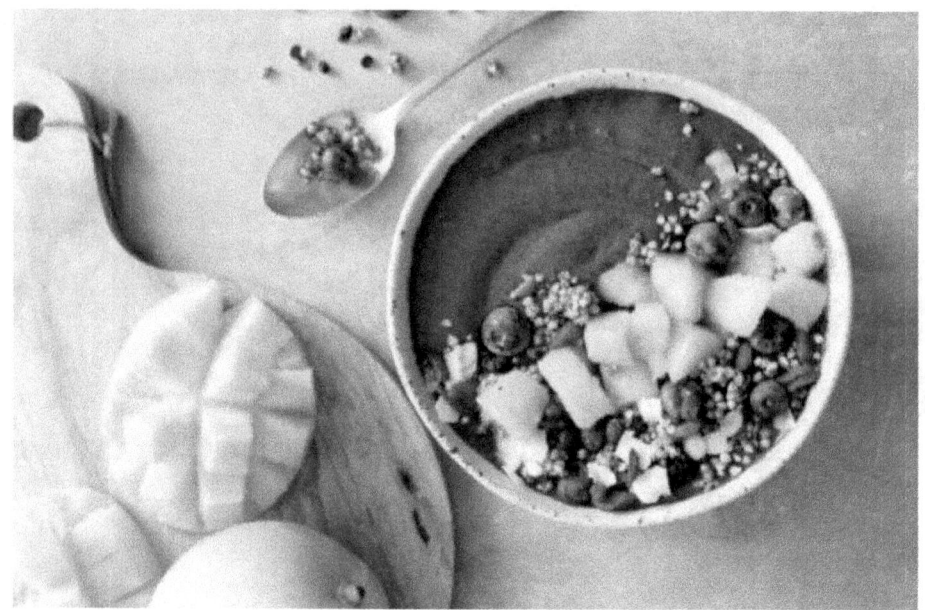

ÖSSZETEVŐK:

- ½ Açaí püré
- 1 fagyasztott banán
- ½ csésze fagyasztott mangó
- ¼ csésze makadámdió tej
- Marék kesudió
- 2 szál menta
- Öntetek: szeletelt mangó, szeletelt banán, pirított kókusz szeletek

UTASÍTÁS

a) Keverje össze az összes hozzávalót , töltse fel, és élvezze a mangós makadámia Açaí tálat!

7. Flower Power Brazil Açaí Bowl

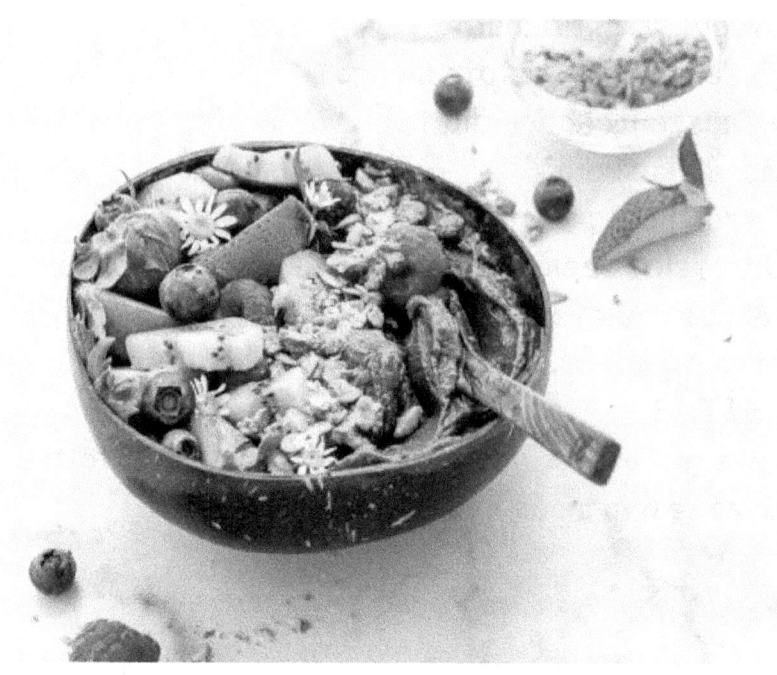

ÖSSZETEVŐK:
AZ AÇAÍ SZÁMÁRA
- 200 g fagyasztott açaí
- ½ banán, fagyasztva
- 100 ml kókuszvíz vagy mandulatej

FELTÉTELEK
- Granola
- Ehető virágok
- ½ banán, apróra vágva
- ½ evőkanál nyers méz
- Gránátalma magok
- Kókuszreszelék
- Pisztácia

UTASÍTÁS
a) Egyszerűen adja hozzá az açaí-t és a banánt egy konyhai robotgépbe vagy turmixgépbe, és turmixolja simára.
b) Attól függően, hogy mennyire erős a géped, előfordulhat, hogy hozzá kell adnod egy kis folyadékot, hogy krémes legyen. Kezdje 100 ml-rel, és adjon hozzá szükség szerint.
c) Öntsd egy tálba, add hozzá a feltéteket, és élvezd!

8.Kókuszos quinoa reggeli tálak

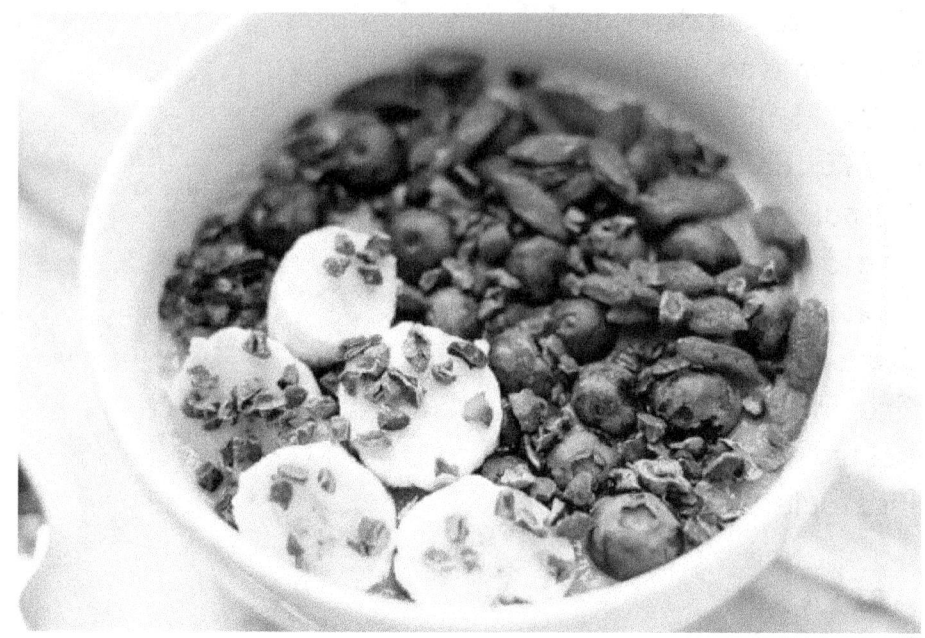

ÖSSZETEVŐK:
- 1 evőkanál kókuszolaj
- 1½ csésze piros vagy fekete quinoa, leöblítve
- 14 uncia doboz cukrozatlan könnyű kókusztej
- 4 csésze vizet
- Finom tengeri só
- evőkanál méz, agave vagy juharszirup
- 2 teáskanál vanília kivonat
- Kókuszos joghurt
- Áfonya
- goji bogyó
- Pirított tökmag
- Pirított cukrozatlan kókuszreszelék

UTASÍTÁS
a) Melegítsük fel az olajat egy serpenyőben közepes lángon. Adjuk hozzá a quinoát és pirítsuk körülbelül 2 percig, gyakran kevergetve. Lassan keverjük hozzá a doboz kókusztejet, a vizet és egy csipet sót. A quinoa eleinte buborékosodik és kifröccsen, de gyorsan leülepszik.
b) Forraljuk fel, majd fedjük le, mérsékeljük a lángot, és lassú tűzön pároljuk, amíg lágy, krémes állagot nem kap, körülbelül 20 percig. Vegyük le a tűzről, és keverjük hozzá a mézet, az agavét, a juharszirupot és a vaníliát.
c) Tálaláshoz osszuk el a quinoát tálak között. Tetejét extra kókusztejjel, kókuszjoghurttal, áfonyával, goji bogyóval, tökmaggal és kókuszreszelékkel kenjük meg.

9. Kókuszos Acai Bowl

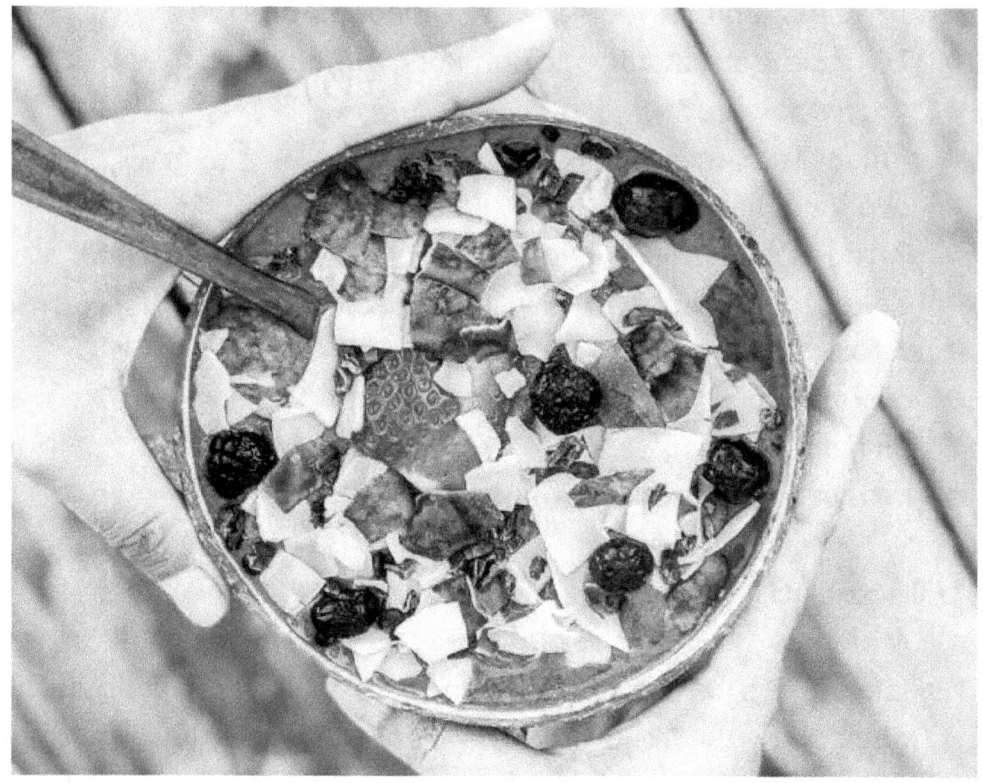

ÖSSZETEVŐK:

- 1 csomag fagyasztott acai püré
- 1/2 fagyasztott banán
- 1/2 csésze kókusztej
- 1/4 csésze fagyasztott áfonya
- 1 evőkanál méz
- Öntetek: szeletelt banán, kókuszreszelék, granola és friss bogyók.

UTASÍTÁS

a) Az acai pürét, a fagyasztott banánt, a kókusztejet, az áfonyát és a mézet turmixgépben turmixoljuk simára.
b) Öntsük a keveréket egy tálba, és adjuk hozzá a feltéteket.

10. Açaí Bogyós tál citromfű infúzióval

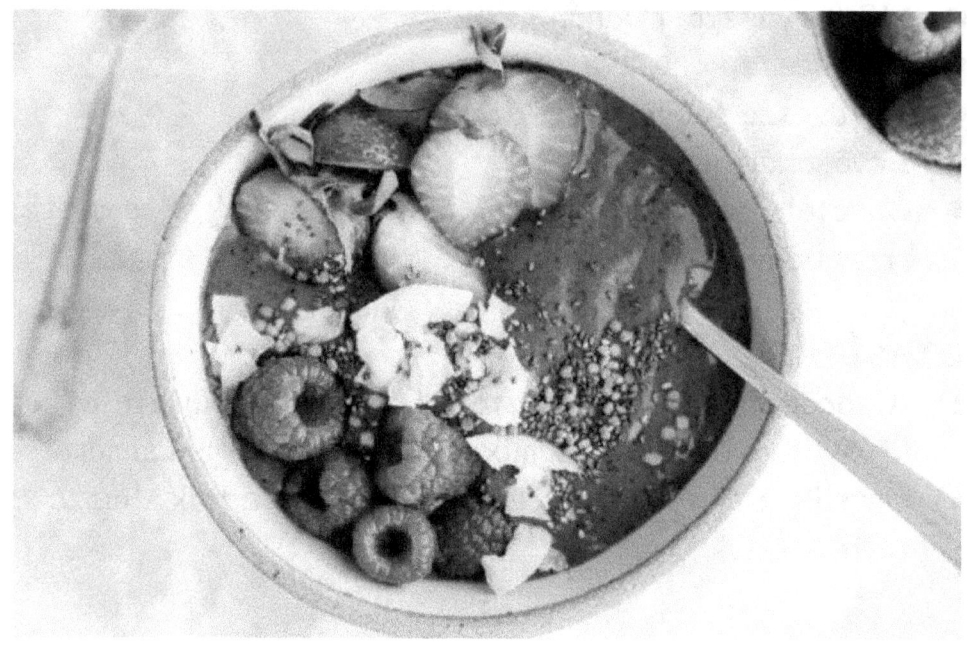

ÖSSZETEVŐK:

- 2 evőkanál friss málna
- 2 evőkanál friss szeder
- 2 evőkanál friss áfonya
- 2 evőkanál friss feketeribizli
- 2 teáskanál Açaí bogyópor
- 800 ml citromfű infúzió, hideg
- kevés ásványvíz
- egy csipet juharszirup vagy egy csipet stevia por

UTASÍTÁS

a) Tegye a friss bogyókat és az Açaí bogyóport egy turmixgépbe vagy konyhai robotgépbe, adja hozzá a citromfű infúziót, és turmixolja sima, selymes állagúra.

b) Ha szükséges, adjunk hozzá egy kevés ásványvizet, hogy elérjük a kívánt állagot.

11. Kókuszos Kiwi tál

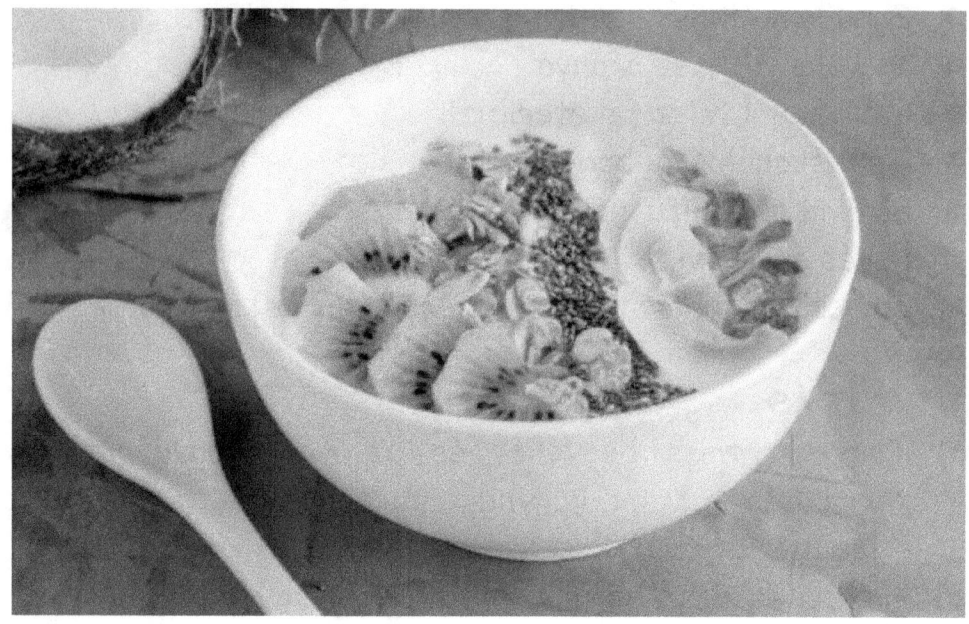

ÖSSZETEVŐK:
- 1/2 csésze fagyasztott kivi
- 1/2 csésze kókusztej
- 1/2 fagyasztott banán
- 1 evőkanál lenmag
- Öntetek: szeletelt banán, friss kivi szeletek, kókuszreszelék és granola.

UTASÍTÁS
a) A fagyasztott kivit, a kókusztejet, a fagyasztott banánt és a lenmagot turmixgépben turmixoljuk simára.
b) Öntsük a keveréket egy tálba, és adjuk hozzá a feltéteket.

12. Kókuszos meggyes tál

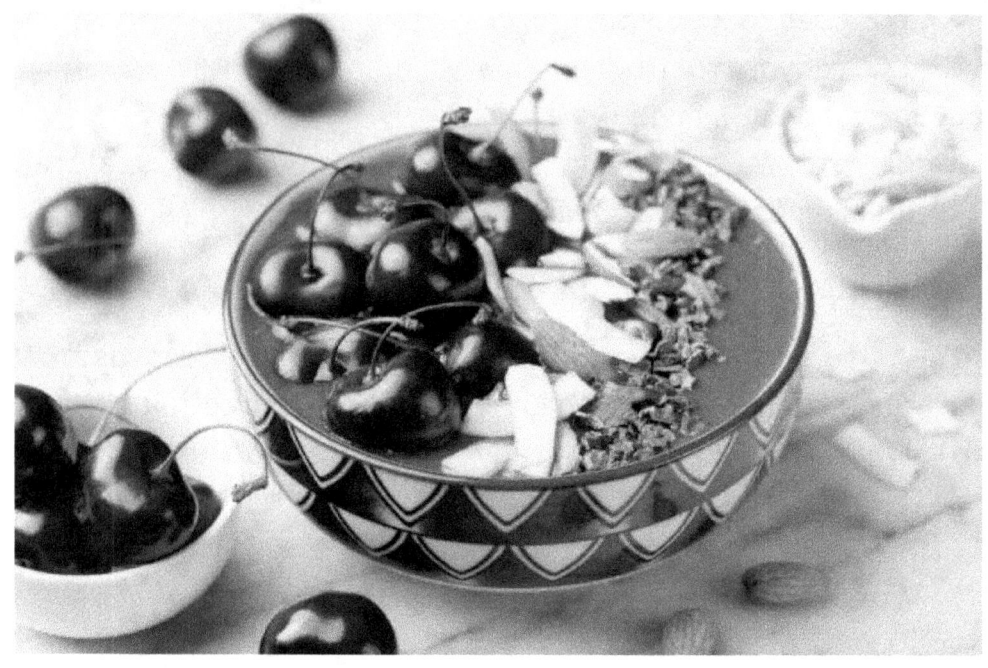

ÖSSZETEVŐK:

- 1/2 csésze fagyasztott cseresznye
- 1/2 csésze kókusztej
- 1/2 fagyasztott banán
- 1 evőkanál kakaó csésze
- Öntetek: szeletelt banán, friss cseresznye, kókuszreszelék és granola.

UTASÍTÁS

a) A fagyasztott cseresznyét, a kókusztejet, a fagyasztott banánt és a kakaószeleteket turmixgépben turmixoljuk simára.

b) Öntsük a keveréket egy tálba, és adjuk hozzá a feltéteket.

13. Açaí tál káposzta mikrozölddel

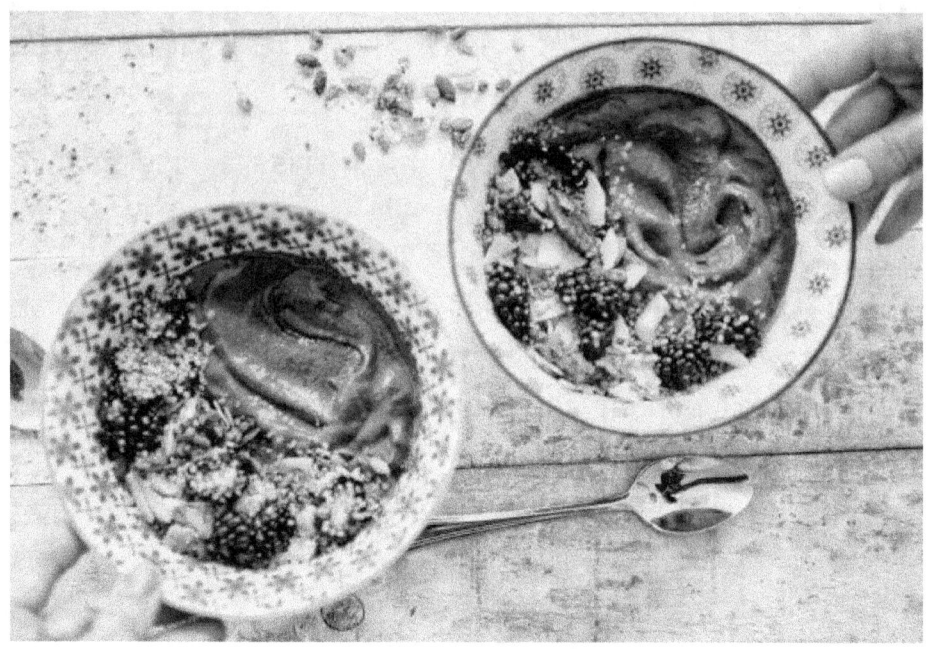

ÖSSZETEVŐK:
- ½ csésze káposzta mikrozöld
- 1 fagyasztott banán
- 1 csésze fagyasztott piros bogyós gyümölcs
- 4 evőkanál Açaí por
- ¾ csésze mandulatej vagy kókusztej
- ½ csésze natúr görög joghurt
- ¼ teáskanál mandula kivonat

DÍSZÍT:
- Pirított kókuszreszelék
- Friss gyümölcs, például őszibarack szeletek, áfonya, málna, szeder, eper vagy cseresznye.
- Granola vagy pirított dió/mag
- Csepp méz

UTASÍTÁS

a) Keverje össze a tejet és a joghurtot egy nagy, nagy sebességű turmixgépben. Adja hozzá a fagyasztott Açaí gyümölcsöt, a káposzta mikrozöldjét és a mandula kivonatot. Alacsony fokozaton simára turmixoljuk, csak ha szükséges, adjunk hozzá további folyadékot. Vastag és krémes legyen, mint a fagylalt!

b) Osszuk két tálba a turmixot, és tegyük rá kedvenc feltéteinket.

14. Açaí Bowl brazil dióval p

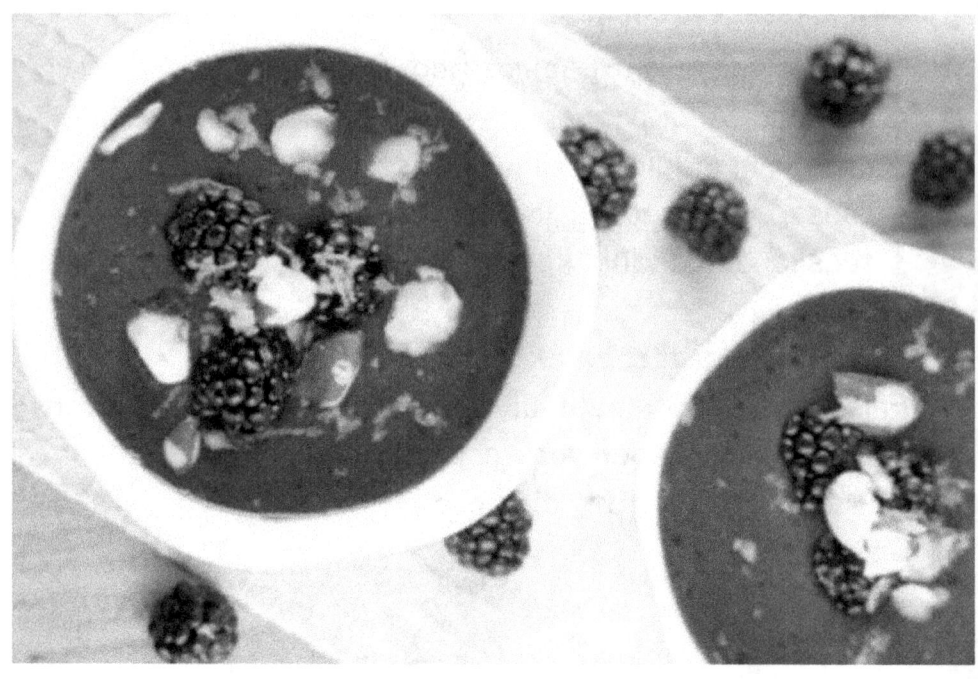

ÖSSZETEVŐK:

- ½ csésze brazil dió
- 2 sárgabarack, beáztatva
- 1½ csésze víz
- 1 evőkanál Açaí por
- ¼ csésze szeder, fagyasztva
- 1 csipet só

UTASÍTÁS

a) Keverje el a brazil diót vízben, és szűrje le egy szűrőn.
b) Keverjük össze az összes többi hozzávalóval.

15. Acaí Bogyós tál gránátalmával

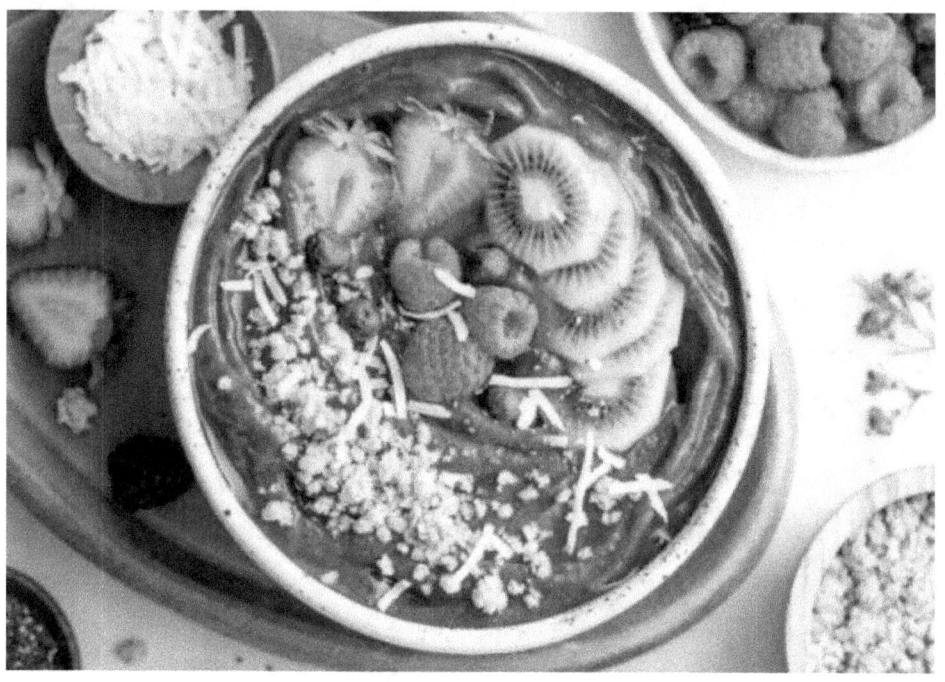

ÖSSZETEVŐK:

- 8 uncia fagyasztott Açaí püré, felolvasztva
- 1 csésze fagyasztott málna
- 1 csésze fagyasztott áfonya
- 1 csésze fagyasztott szeder
- 1 csésze fagyasztott eper
- $\frac{1}{2}$ csésze gránátalma mag
- $1\frac{1}{2}$ csésze gránátalmalé

UTASÍTÁS

a) Keverje össze az Açaí-t, a málnát, az áfonyát, a szederet, az epret és a gránátalma magokat egy nagy tálban. Osszuk el a keveréket 4 cipzáras fagyasztózsák között. Fagyassza le akár egy hónapig, tálalásig.

b) Helyezze az egyik zacskó tartalmát egy turmixgépbe, adjon hozzá egy bő ⅓ csésze gránátalmalevet, és turmixolja simára. Azonnal tálaljuk.

16. Zöld Matcha Bowl

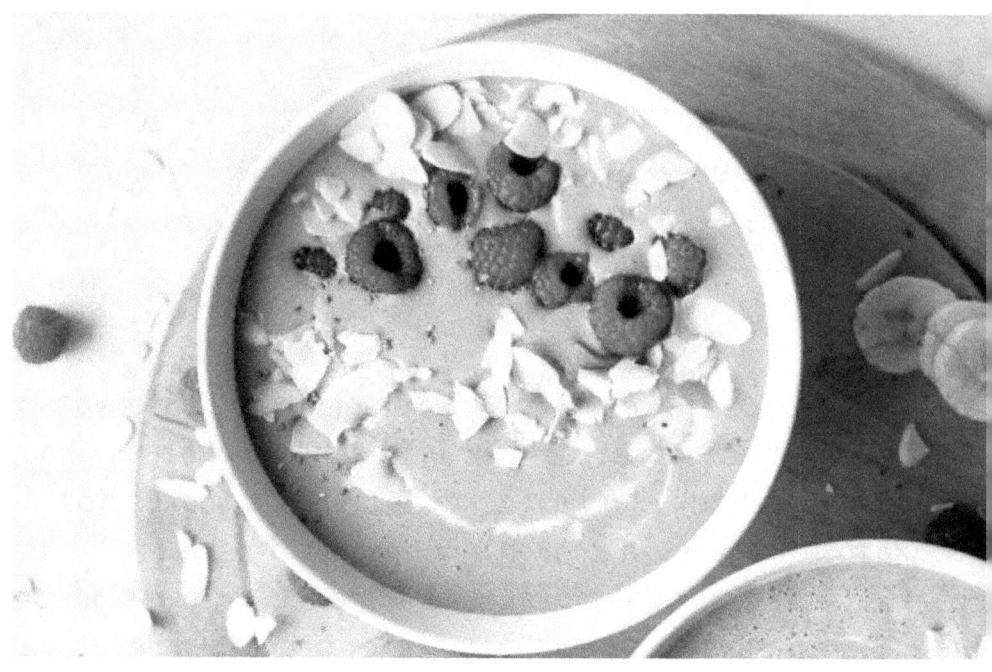

ÖSSZETEVŐK:

- 1 fagyasztott banán
- 1/2 csésze fagyasztott vegyes bogyós gyümölcsök
- 1 tk matcha por
- 1/2 csésze mandulatej
- Öntetek: szeletelt banán, friss bogyók és granola.

UTASÍTÁS

a) A fagyasztott banánt, a fagyasztott vegyes bogyókat, a matcha port és a mandulatejet turmixgépben turmixoljuk simára.

b) Öntsük a keveréket egy tálba, és adjuk hozzá a feltéteket.

17. Açaí tál banánnal és kókusszal

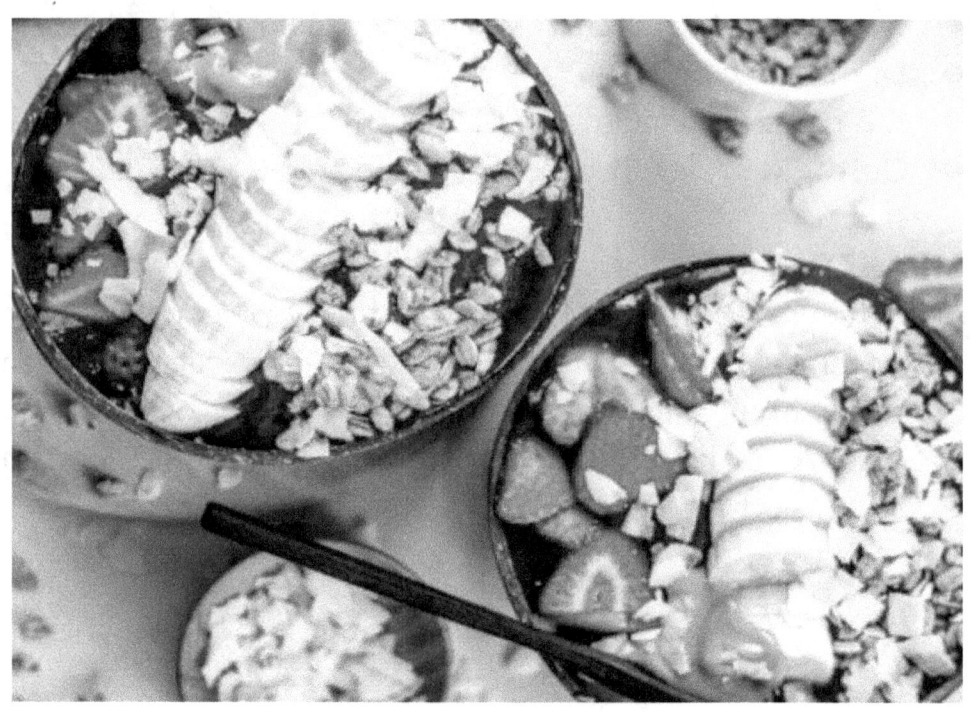

ÖSSZETEVŐK:
- ¾ csésze almalé
- ½ csésze kókusz joghurt
- 1 banán
- 2 csésze fagyasztott vegyes bogyós gyümölcs
- 150 g fagyasztott Açaí püré

feltétek:
- Eper
- Banán
- Granola
- Kókuszpehely
- Mogyoróvaj

UTASÍTÁS:
a) A turmixgépben hozzáadjuk az almalevet és a kókuszjoghurtot.

b) Adja hozzá a többi hozzávalót , és rögzítse a fedőt. Válassza ki az 1-es változót, és lassan növelje a 10-es értékre. A szabotázs segítségével nyomja be az összetevőket a pengékbe, és keverje 55 másodpercig, vagy amíg sima és krémes nem lesz.

18. Túrós gyümölcstál

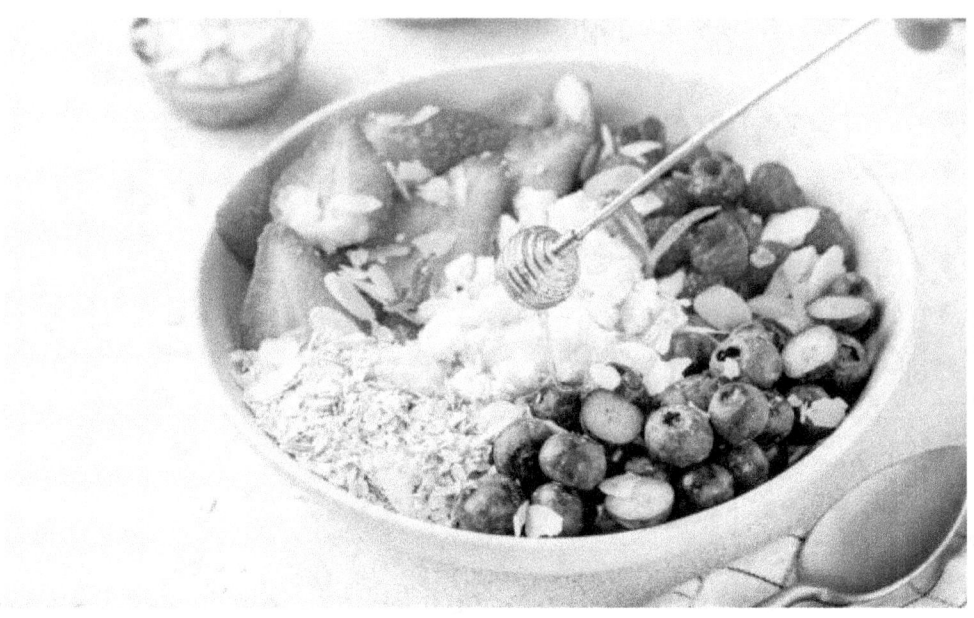

ÖSSZETEVŐK:

- 1 csésze túró
- 1/2 csésze szeletelt őszibarack
- 1/2 csésze szeletelt eper
- 1/4 csésze apróra vágott dió
- 1 evőkanál méz

UTASÍTÁS

a) Egy tálban összekeverjük a túrót és a mézet.
b) A tetejére szeletelt őszibarackot, szeletelt epret és darált diót teszünk.

19. Kókuszbogyó turmixtál

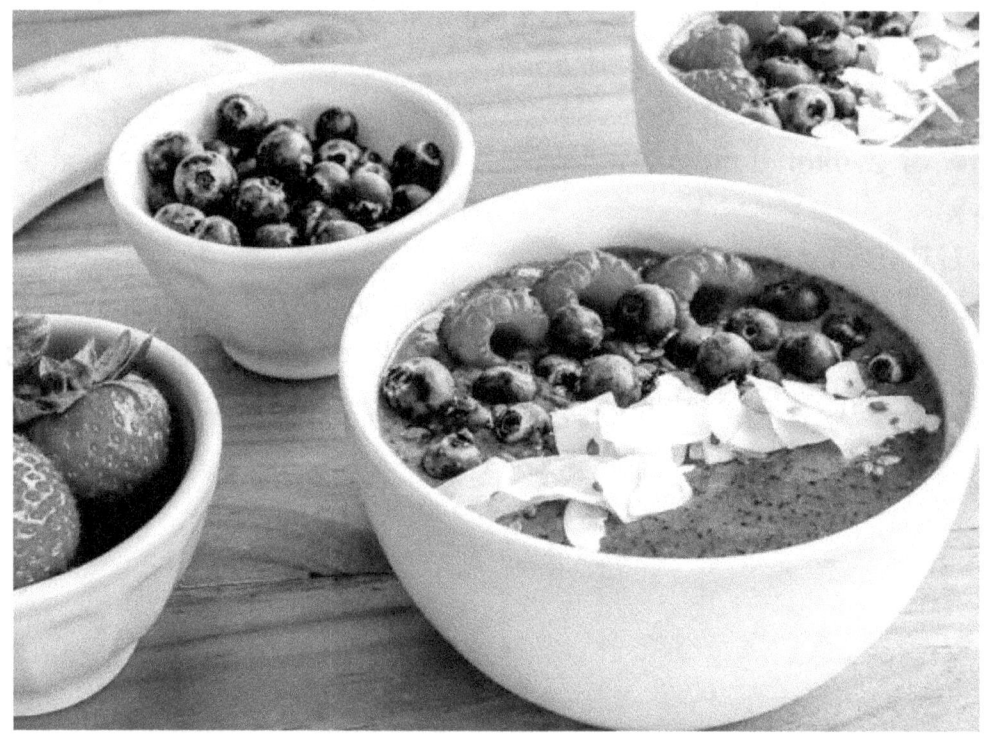

ÖSSZETEVŐK:

- 1 csésze fagyasztott vegyes bogyók
- 1/2 csésze kókusztej
- 1 fagyasztott banán
- 1 evőkanál méz
- Öntetek: szeletelt banán, friss bogyók, kókuszreszelék és granola.

UTASÍTÁS

a) A fagyasztott vegyes bogyókat, a kókusztejet, a fagyasztott banánt és a mézet turmixgépben turmixoljuk simára.

b) Öntsük a keveréket egy tálba, és adjuk hozzá a feltéteket.

20. Squash Goji tálak

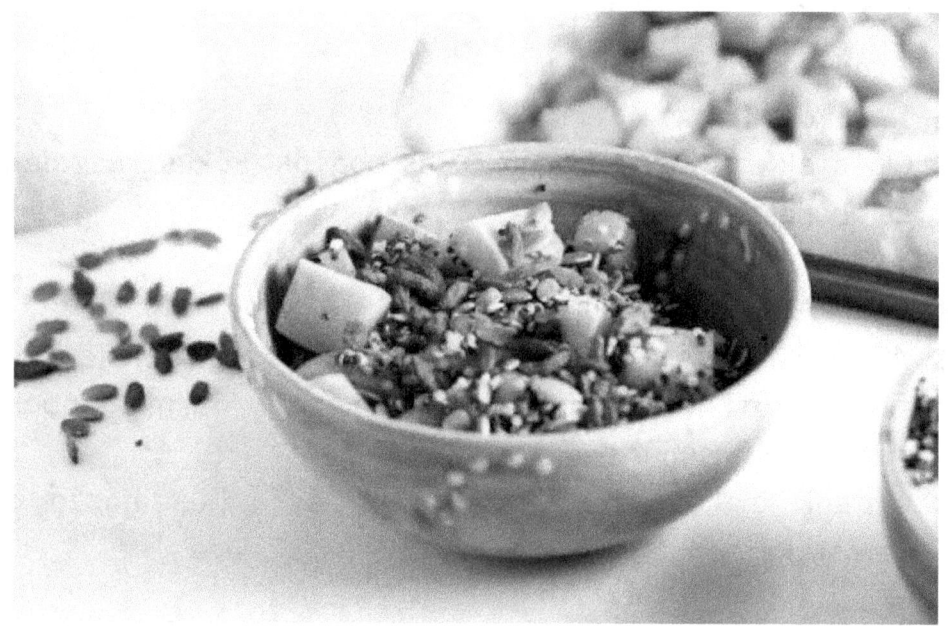

ÖSSZETEVŐK:

- 2 közepes makktök
- 4 teáskanál kókuszolaj
- 1 evőkanál juharszirup vagy barna cukor
- 1 teáskanál garam masala
- Finom tengeri só
- 2 csésze natúr görög joghurt
- Granola
- goji bogyó
- Gránátalma arils
- Apróra vágott pekándió
- Pirított tökmag
- Dióvaj
- Kendermag

UTASÍTÁS

a) Melegítse elő a sütőt 375 °F-ra.
b) Vágja félbe a tököt a szártól az aljáig. Vágja ki és dobja ki a magokat. Mindegyik fél húsát kenjük meg olajjal és juharsziruppal, majd szórjuk meg garam masala-val és egy csipet tengeri sóval. Tegye a tököt egy peremes tepsire vágott oldalával lefelé. 35-40 perc alatt puhára sütjük.
c) Fordítsuk meg a tököt, és kissé hűtsük le.
d) Tálaláshoz töltse meg a tök felét joghurttal és granolával. Tetejét goji bogyókkal, gránátalmavirággal, pekándióval és tökmaggal díszítjük, meglocsoljuk dióvajjal és megszórjuk kendermaggal.

21.Goji szuperétel joghurtos tál

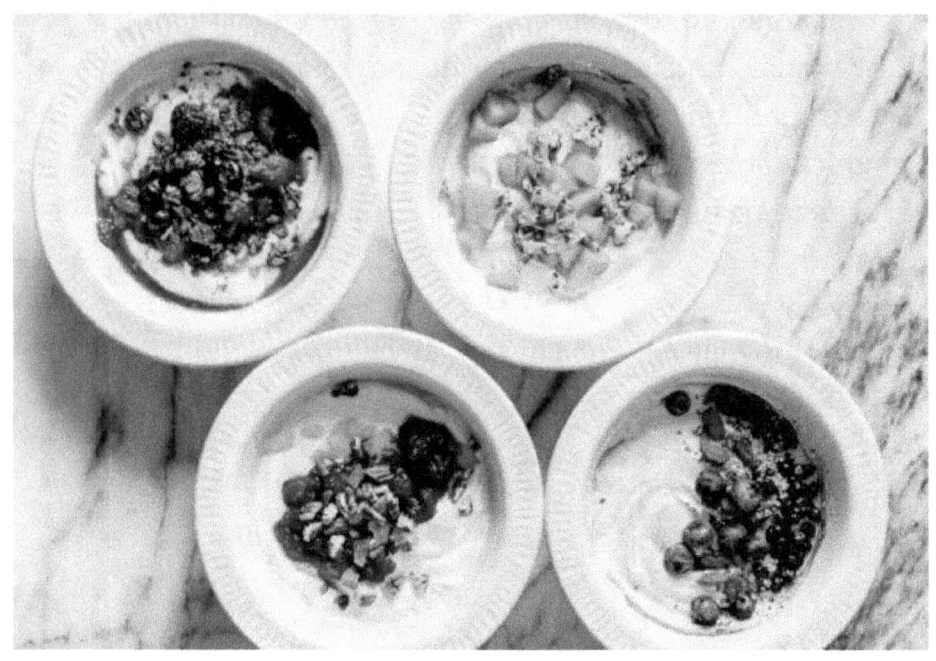

ÖSSZETEVŐK:

- 1 csésze görög joghurt
- 1 teáskanál kakaópor
- ½ teáskanál vanília
- Gránátalma magok
- Kendermag
- Chia mag
- goji bogyó
- Áfonya

UTASÍTÁS

a) Keverje össze az összes hozzávalót egy tálban.

22. Goji Bogyó Smoothie Bowl

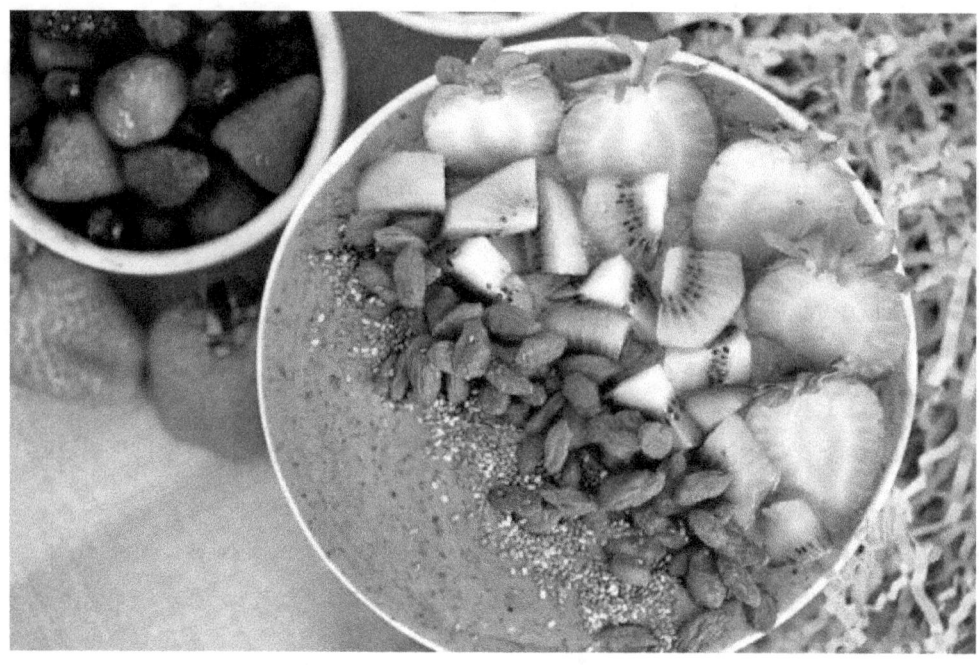

ÖSSZETEVŐK:
- 1/2 csésze fagyasztott vegyes bogyós gyümölcsök
- 1/2 fagyasztott banán
- 1/2 csésze mandulatej
- 1/4 csésze goji bogyó
- Öntetek: szeletelt banán, friss bogyók, kókuszreszelék és granola.

UTASÍTÁS
a) A fagyasztott vegyes bogyókat, a fagyasztott banánt, a mandulatejet és a goji bogyókat turmixgépben turmixoljuk simára.
b) Öntsük a keveréket egy tálba, és adjuk hozzá a feltéteket.

23. Kókuszos bogyós tál

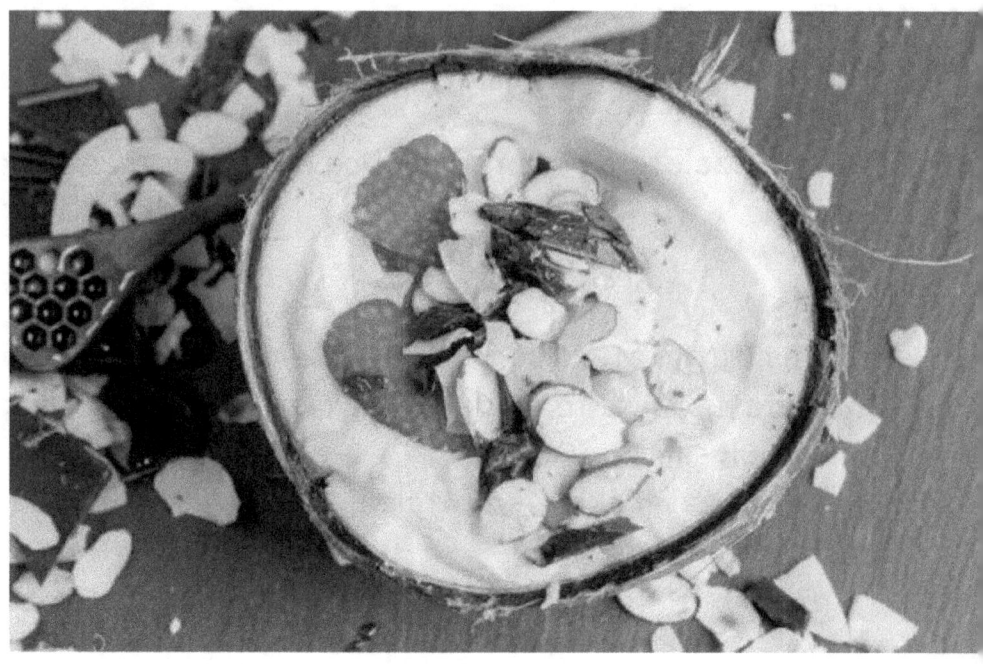

ÖSSZETEVŐK:
- 1/2 csésze fagyasztott vegyes bogyós gyümölcsök
- 1/2 csésze kókusztej
- 1/2 fagyasztott banán
- 1 evőkanál mandulavaj
- Öntetek: szeletelt banán, friss bogyók, kókuszreszelék és granola.

UTASÍTÁS
a) A fagyasztott vegyes bogyókat, a kókusztejet, a fagyasztott banánt és a mandulavajat turmixgépben turmixoljuk simára.
b) Öntsük a keveréket egy tálba, és adjuk hozzá a feltéteket.

24. Buddha Berry Bowl

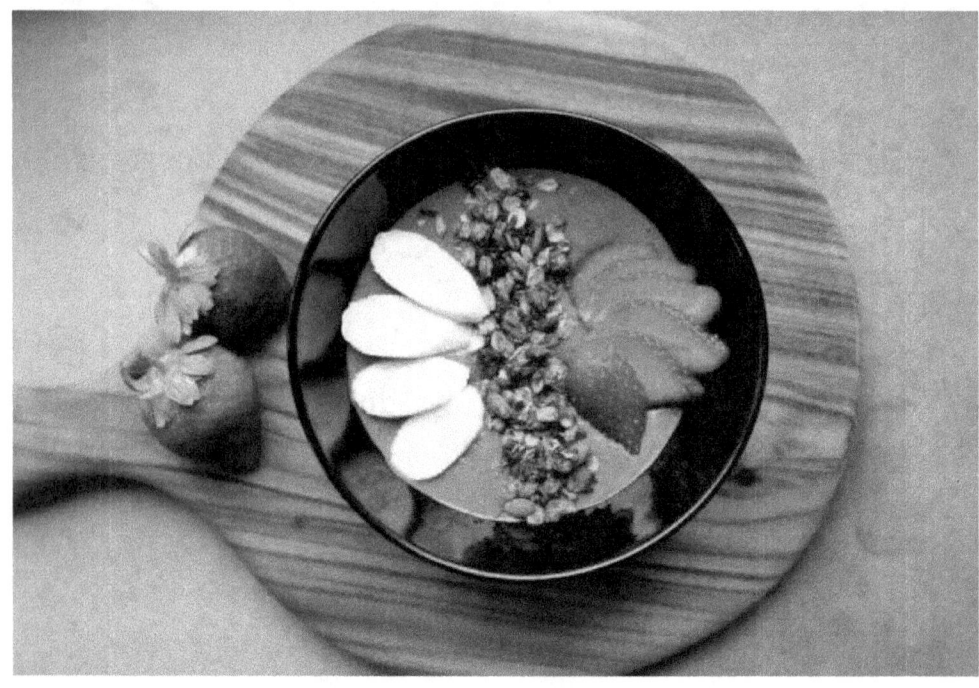

ÖSSZETEVŐK:

- 1/2 csésze fagyasztott vegyes bogyós gyümölcsök
- 1/2 fagyasztott banán
- 1/2 csésze görög joghurt
- 1/4 csésze granola
- Öntetek: szeletelt banán, friss bogyók és kókuszreszelék.

UTASÍTÁS

a) Keverje össze a fagyasztott vegyes bogyókat, a fagyasztott banánt, a görög joghurtot és a granolát egy tálban.

b) A tetejére szeletelt banánt, friss bogyókat és kókuszreszeléket teszünk.

25.Goji bogyós joghurtos tál

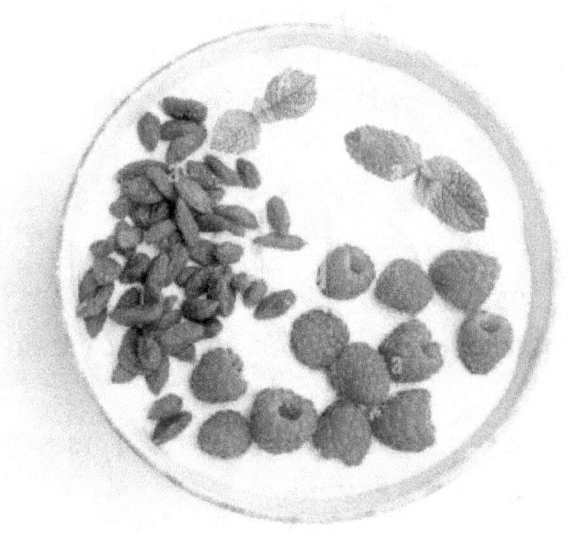

ÖSSZETEVŐK:
- 1 csésze görög joghurt
- 1/4 csésze goji bogyó
- 1/4 csésze granola
- 1 evőkanál méz
- Öntetek: szeletelt banán és friss bogyók.

UTASÍTÁS
a) Keverje össze a görög joghurtot, a goji bogyókat, a granolát és a mézet egy tálban.
b) A tetejére szeletelt banánt és friss bogyókat teszünk.

26. Kókuszos barack tál

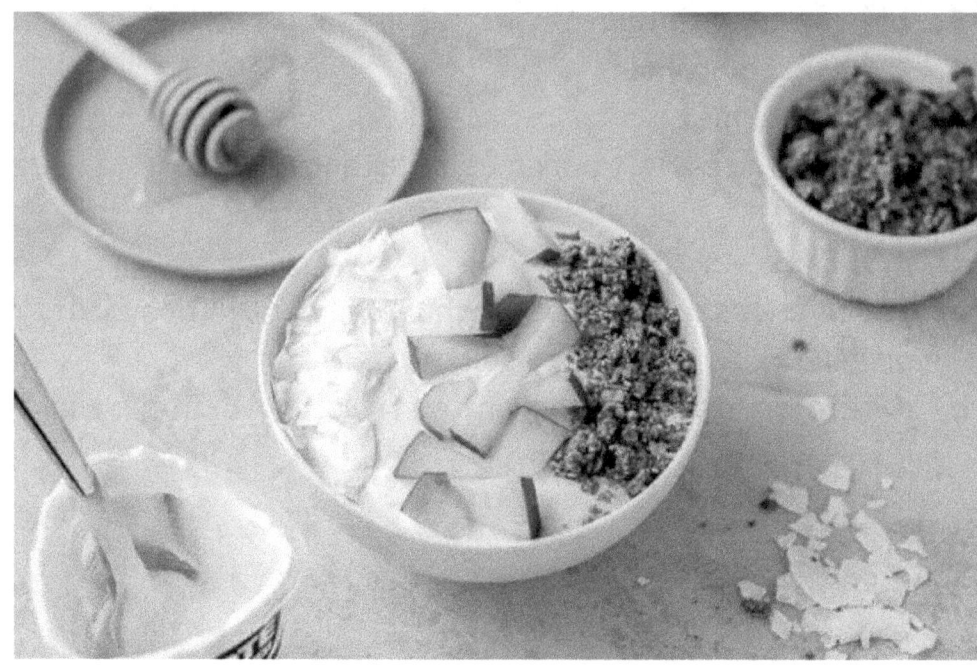

ÖSSZETEVŐK:

- 1/2 csésze fagyasztott őszibarack
- 1/2 csésze kókusztej
- 1/2 fagyasztott banán
- 1 evőkanál makadámia dió
- Öntetek: szeletelt banán, friss őszibarack szeletek, kókuszreszelék és granola.

UTASÍTÁS

a) A fagyasztott őszibarackot, a kókusztejet, a fagyasztott banánt és a makadámdiót turmixgépben turmixoljuk simára.

b) Öntsük a keveréket egy tálba, és adjuk hozzá a feltéteket.

27. Buddha csokoládé tál

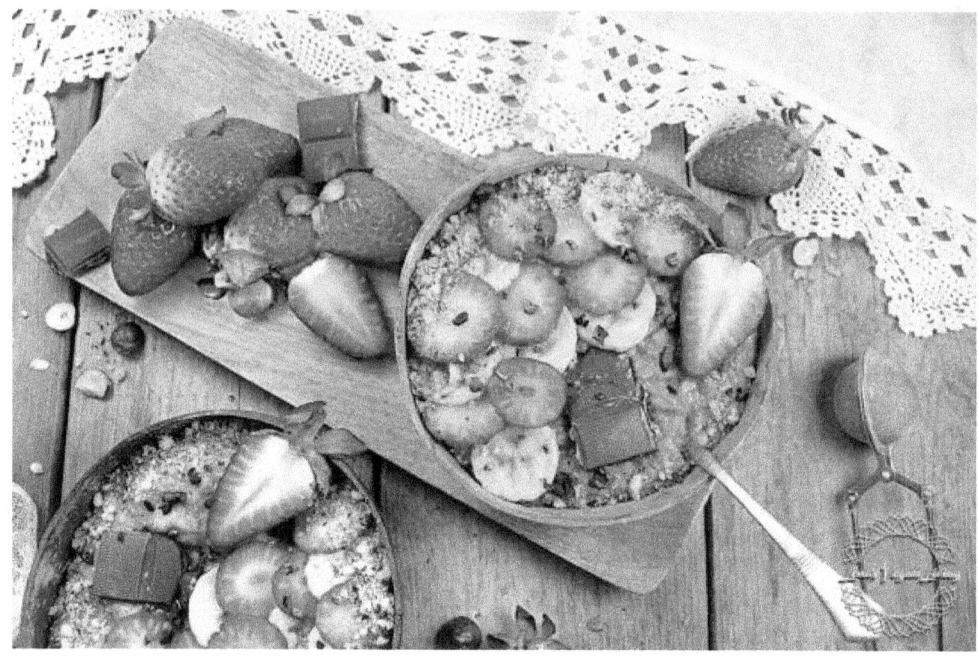

ÖSSZETEVŐK:

- 1/2 csésze fagyasztott vegyes bogyós gyümölcsök
- 1/2 fagyasztott banán
- 1/2 csésze mandulatej
- 1 evőkanál kakaópor
- Öntetek: szeletelt banán, friss bogyók és granola.

UTASÍTÁS

a) A fagyasztott vegyes bogyókat, a fagyasztott banánt, a mandulatejet és a kakaóport turmixgépben turmixoljuk simára.
b) Öntsük a keveréket egy tálba, és adjuk hozzá a feltéteket.

28.Goji Bogyó Chia pudingtál

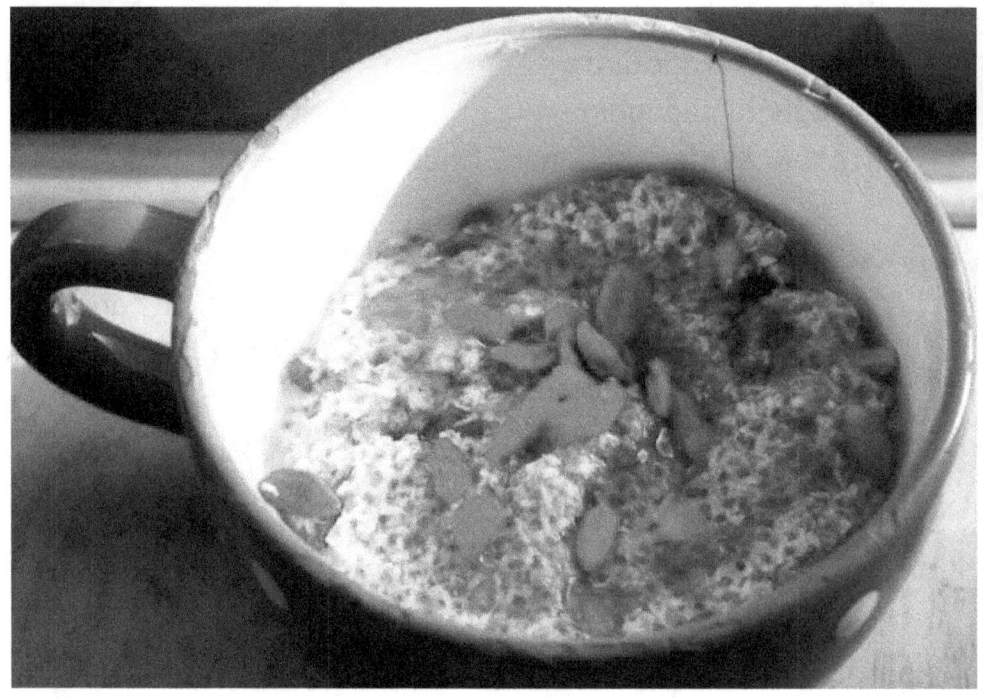

ÖSSZETEVŐK:

- 1/2 csésze chia mag
- 1 1/2 csésze mandulatej
- 1/4 csésze goji bogyó
- 1 evőkanál méz
- Öntetek: szeletelt banán és friss bogyók.

UTASÍTÁS

a) Egy tálban összekeverjük a chia magot, a mandulatejet, a goji bogyókat és a mézet. Legalább 1 órára, vagy egy éjszakára a hűtőben állni hagyjuk.

b) A tetejére szeletelt banánt és friss bogyókat teszünk.

29. Pitaya Banán Bowl

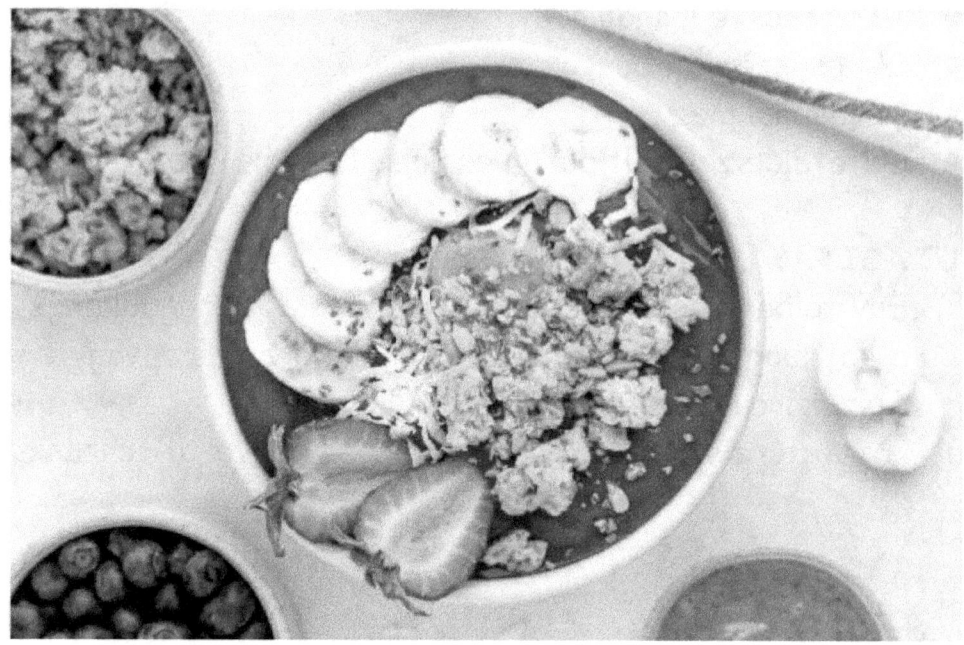

ÖSSZETEVŐK:

- 1 fagyasztott pitaya csomag
- 1 fagyasztott banán
- 1/2 csésze kókusztej
- 1 evőkanál méz
- Öntetek: szeletelt banán, granola és kókuszreszelék.

UTASÍTÁS

a) A fagyasztott pitaya csomagot, a fagyasztott banánt, a kókusztejet és a mézet turmixgépben turmixoljuk simára.
b) Öntsük a keveréket egy tálba, és adjuk hozzá a feltéteket.

30. Kókuszos ananászos tál

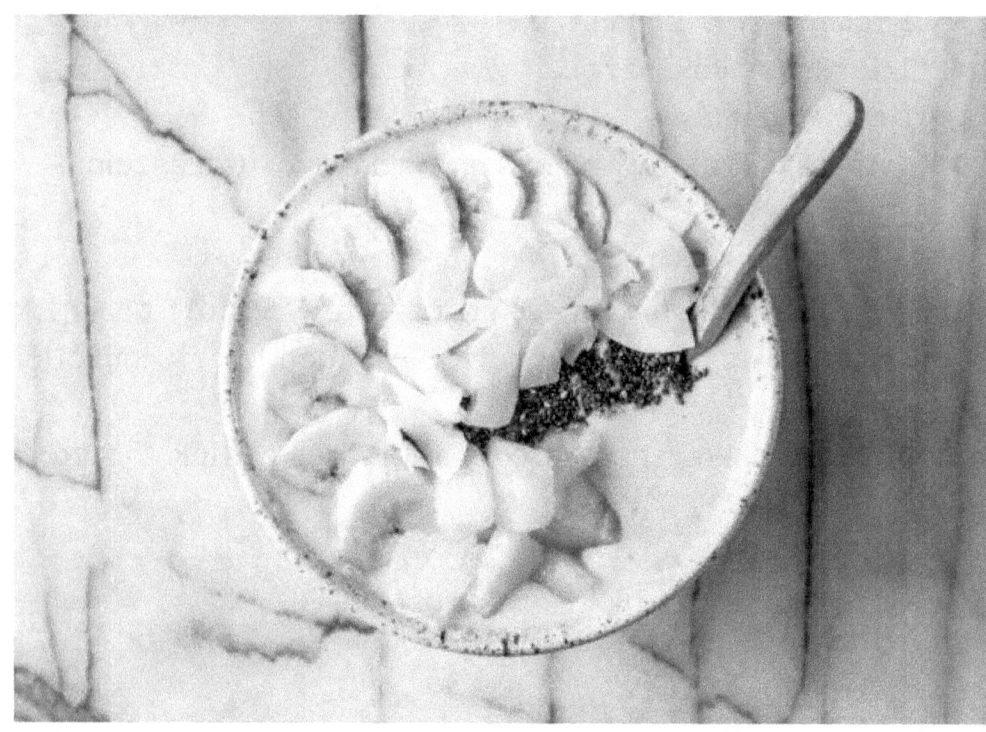

ÖSSZETEVŐK:

- 1/2 csésze fagyasztott ananász
- 1/2 csésze kókusztej
- 1/2 fagyasztott banán
- 1 evőkanál chia mag
- Öntetek: szeletelt banán, friss ananászdarabok, kókuszreszelék és granola.

UTASÍTÁS

a) A fagyasztott ananászt, a kókusztejet, a fagyasztott banánt és a chia magot turmixgépben turmixoljuk simára.
b) Öntsük a keveréket egy tálba, és adjuk hozzá a feltéteket.

31.Sárkánygyümölcs és Granola joghurtos tál

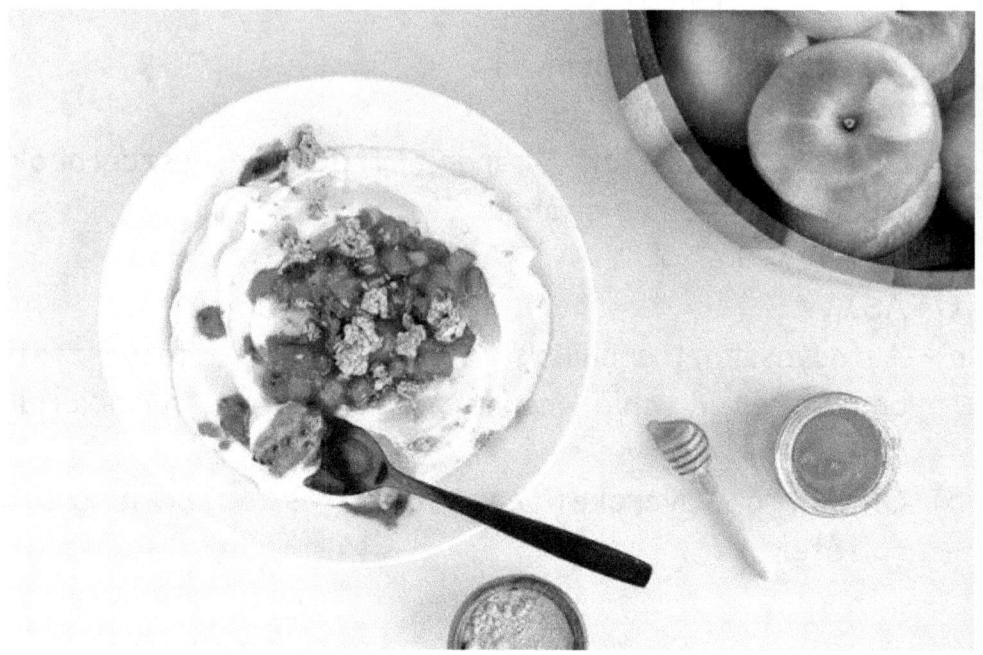

ÖSSZETEVŐK:
- 1 sárkánygyümölcs
- 1 csésze görög joghurt
- 1/2 csésze granola
- 1 evőkanál méz

UTASÍTÁS
a) A sárkánygyümölcsöt félbevágjuk, a húsát kikanalazzuk.
b) Egy tálban keverjük össze a görög joghurtot és a mézet.
c) Egy külön tálba rétegezzük a sárkány gyümölcshúsát, a görög joghurtos keveréket és a granolát.
d) Ismételje meg a rétegeket, amíg az összes összetevőt el nem használja.
e) Hűtve tálaljuk.

32. Sárkánygyümölcs és Kiwi saláta

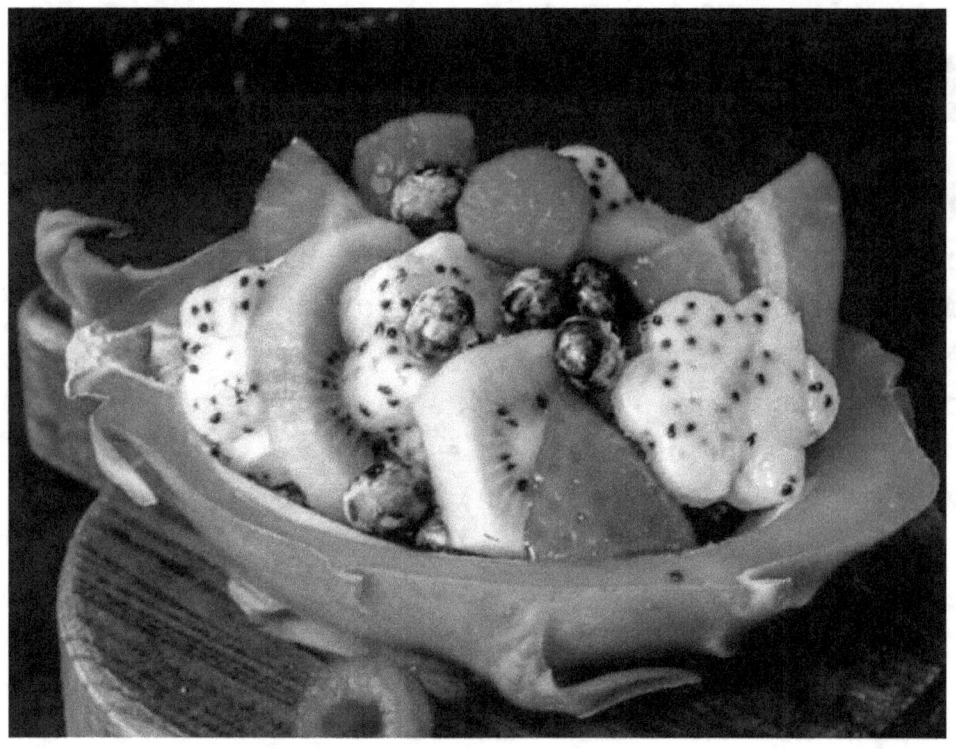

ÖSSZETEVŐK:

- 1 sárkánygyümölcs félbevágva, kikanalazva és felkockázva
- 1 kiwi meghámozva és karikára szeletelve
- ½ csésze áfonya
- ½ csésze málna
- ½ csésze eper

UTASÍTÁS

a) Óvatosan kanalazd ki a sárkánygyümölcs húsát a sárkánygyümölcsből egy kanál segítségével, és hagyd, hogy a héja tálalótálként használható.
b) Kockázd fel a sárkánygyümölcsöt, a kivit és az epret.
c) Keverjük össze, és tegyük vissza a pitaya héjába, mint egy tálat.

33. Pitaya Berry Bowl

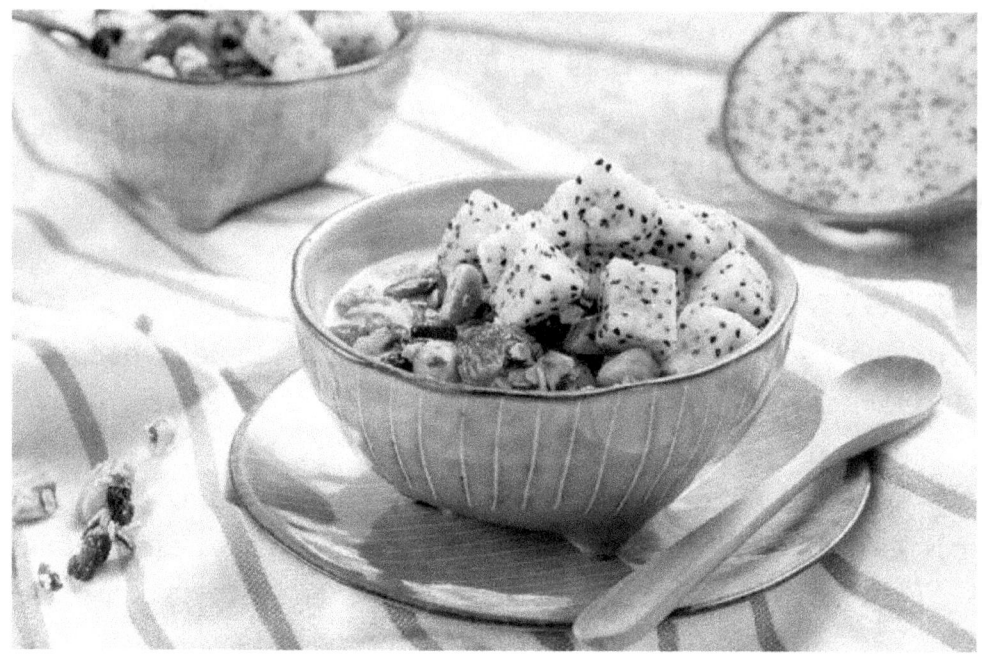

ÖSSZETEVŐK:

- 1 fagyasztott pitaya csomag
- 1/2 csésze fagyasztott vegyes bogyós gyümölcsök
- 1/2 fagyasztott banán
- 1/2 csésze mandulatej
- Öntetek: friss bogyók, szeletelt banán, granola és kókuszreszelék.

UTASÍTÁS

a) A fagyasztott pitaya csomagot, a fagyasztott vegyes bogyókat, a fagyasztott banánt és a mandulatejet turmixgépben turmixoljuk simára.

b) Öntsük a keveréket egy tálba, és adjuk hozzá a feltéteket.

34. Pitaya Green Bowl

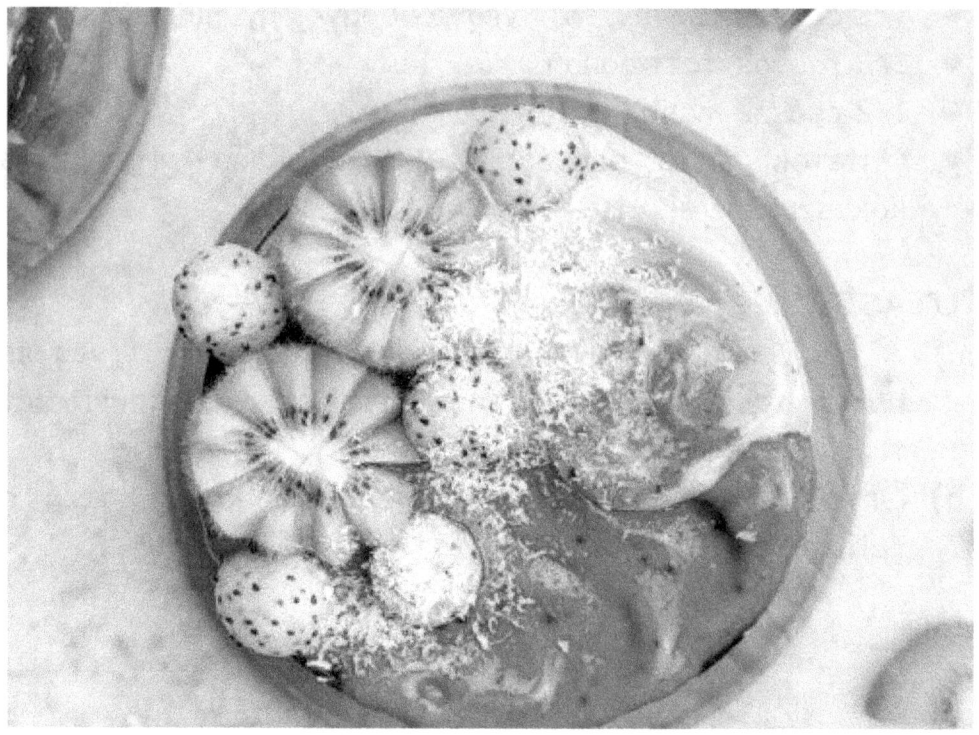

ÖSSZETEVŐK:

- 1 fagyasztott pitaya csomag
- 1/2 fagyasztott banán
- 1/2 csésze fagyasztott ananász
- 1/2 csésze spenót
- 1/2 csésze kókuszvíz
- Öntetek: szeletelt banán, friss bogyók, granola és kókuszreszelék.

UTASÍTÁS

a) A fagyasztott pitaya csomagot, a fagyasztott banánt, a fagyasztott ananászt, a spenótot és a kókuszvizet turmixgépben turmixoljuk simára.

b) Öntsük a keveréket egy tálba, és adjuk hozzá a feltéteket.

35. Zöld avokádótál

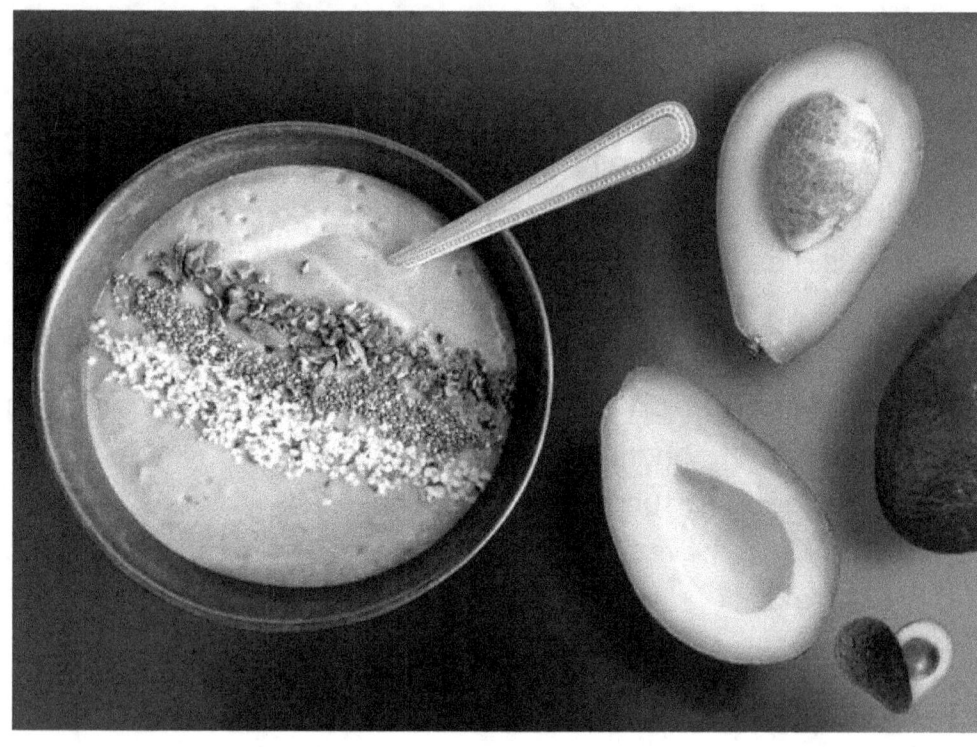

ÖSSZETEVŐK:

- 1/2 avokádó
- 1/2 csésze fagyasztott ananász
- 1/2 csésze spenót
- 1/2 csésze kókuszvíz
- Öntetek: szeletelt banán, friss bogyók és granola.

UTASÍTÁS

a) Turmixgépben turmixoljuk simára az avokádót, a fagyasztott ananászt, a spenótot és a kókuszvizet.
b) Öntsük a keveréket egy tálba, és adjuk hozzá a feltéteket.

36. Kókuszos papaya tál

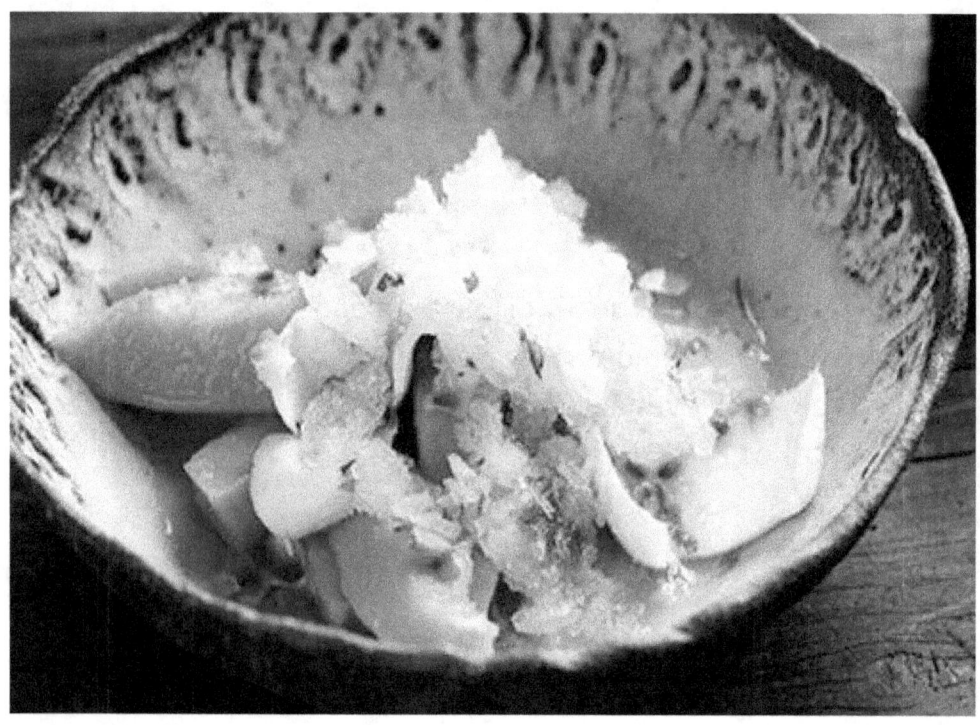

ÖSSZETEVŐK:

- 1/2 csésze fagyasztott papaya
- 1/2 csésze kókusztej
- 1/2 fagyasztott banán
- 1 evőkanál chia mag
- Öntetek: szeletelt banán, friss papaya darabok, kókuszreszelék és granola.

UTASÍTÁS

a) A fagyasztott papayát, a kókusztejet, a fagyasztott banánt és a chia magot turmixgépben turmixoljuk simára.
b) Öntsük a keveréket egy tálba, és adjuk hozzá a feltéteket.

37. Buddha trópusi tál

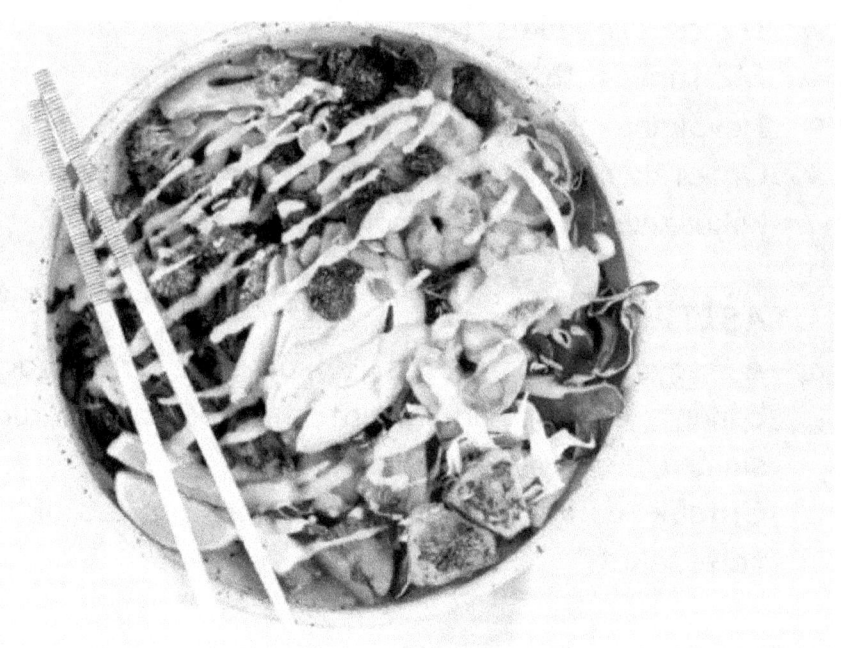

ÖSSZETEVŐK:

- 1/2 csésze fagyasztott vegyes trópusi gyümölcs
- 1/2 fagyasztott banán
- 1/2 csésze kókuszvíz
- 1 evőkanál chia mag
- Öntetek: szeletelt banán, friss bogyók és granola.

UTASÍTÁS

a) A fagyasztott vegyes trópusi gyümölcsöt, a fagyasztott banánt, a kókuszvizet és a chia magot turmixgépben turmixoljuk simára.

b) Öntsük a keveréket egy tálba, és adjuk hozzá a feltéteket.

38. Buddha mogyoróvajas tál

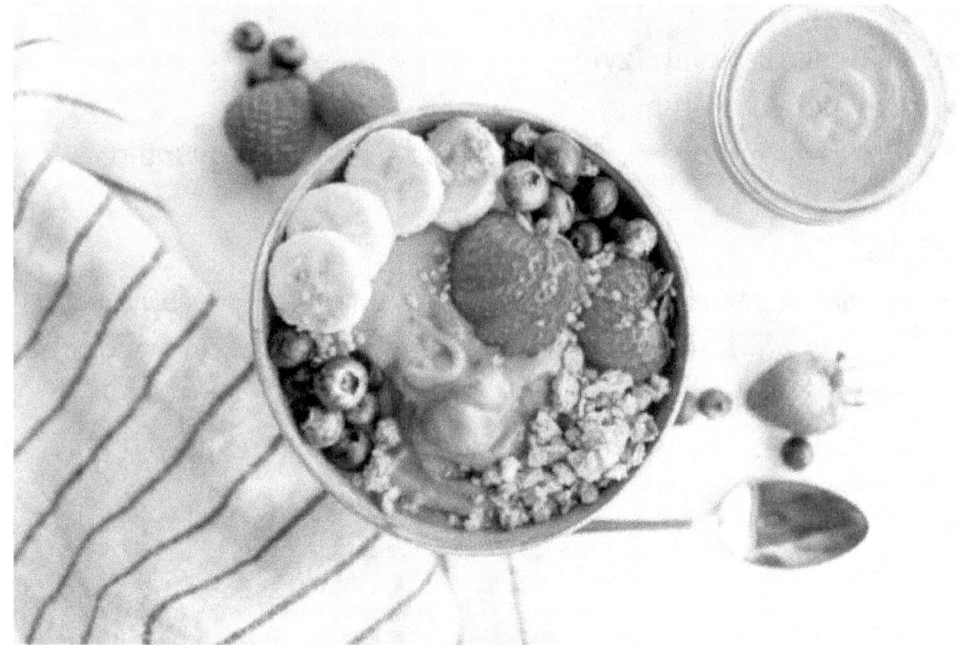

ÖSSZETEVŐK:

- 1/2 csésze görög joghurt
- 1/4 csésze mogyoróvaj
- 1/2 fagyasztott banán
- 1/4 csésze granola
- Öntetek: szeletelt banán és friss bogyók.

UTASÍTÁS

a) Keverje össze a görög joghurtot, a mogyoróvajat, a fagyasztott banánt és a granolát egy tálban.
b) A tetejére szeletelt banánt és friss bogyókat teszünk.

39. Kókuszos mangótál

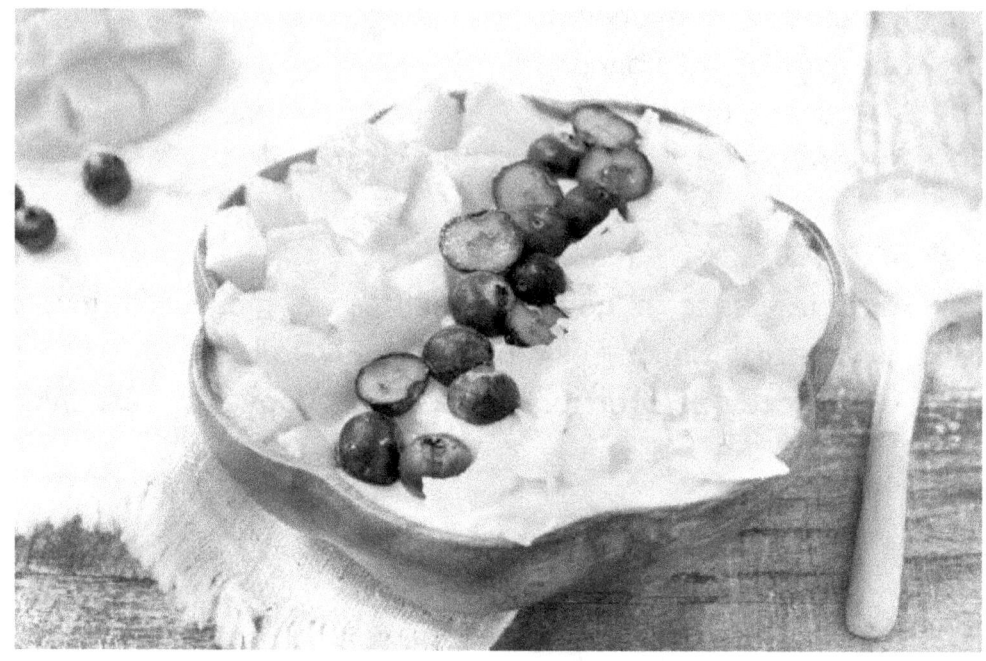

ÖSSZETEVŐK:

- 1/2 csésze fagyasztott mangó
- 1/2 csésze kókusztej
- 1/2 fagyasztott banán
- 1 evőkanál kendermag
- Öntetek: szeletelt banán, friss mangódarabok, kókuszreszelék és granola.

UTASÍTÁS

a) A fagyasztott mangót, a kókusztejet, a fagyasztott banánt és a kendermagot turmixgépben turmixoljuk simára.

b) Öntsük a keveréket egy tálba, és adjuk hozzá a feltéteket.

40. Almás pite Farro reggeli tálak

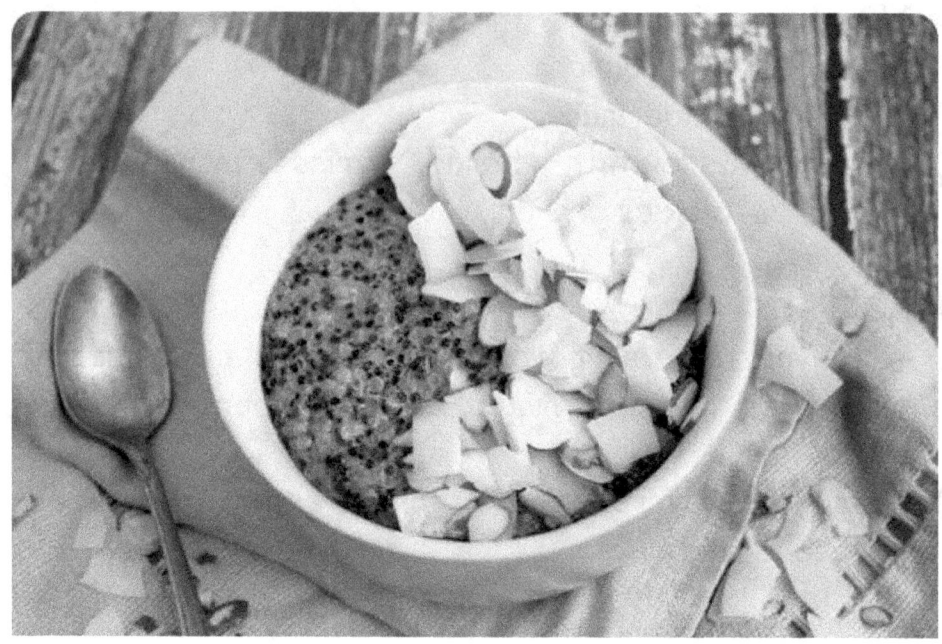

ÖSSZETEVŐK:

- 2 alma apróra vágva, felosztva
- 1 csésze (165 g) gyöngyházfarro
- 4 csésze (940 ml) víz
- 1½ csésze (355 ml) tej (tejből vagy nem tejből készült)
- 1 teáskanál (2 g) őrölt fahéj
- ½ teáskanál őrölt gyömbér
- ¹/₈ teáskanál szegfűbors
- Finom tengeri só
- 2 evőkanál (30 ml) juharszirup, méz vagy agavé
- ½ teáskanál vanília kivonat
- Pirított pekándió
- Mazsolák
- Pirított tökmag
- Kendermag

UTASÍTÁS

a) Adja hozzá az egyik apróra vágott almát a farro-val, vízzel, tejjel, fahéjjal, gyömbérrel, szegfűborssal és egy csipet sóval egy közepes serpenyőbe, és keverje össze. Felforral. Csökkentse a hőt alacsonyra, fedje le, és időnként megkeverve párolja 30-35 percig, amíg megpuhul. Nem szívódik fel az összes folyadék. Lehúzzuk a tűzről, belekeverjük a juharszirupot, a mézet vagy az agávét és a vaníliát, majd letakarva pároljuk 5 percig.

b) Tálaláskor osszuk el a farrot tálak között. Hozzáadjuk a maradék almát, és megszórjuk pekándióval, mazsolával, tökmaggal és kendermaggal.

41. Gránátalma és Freekeh Tabbouleh tálak

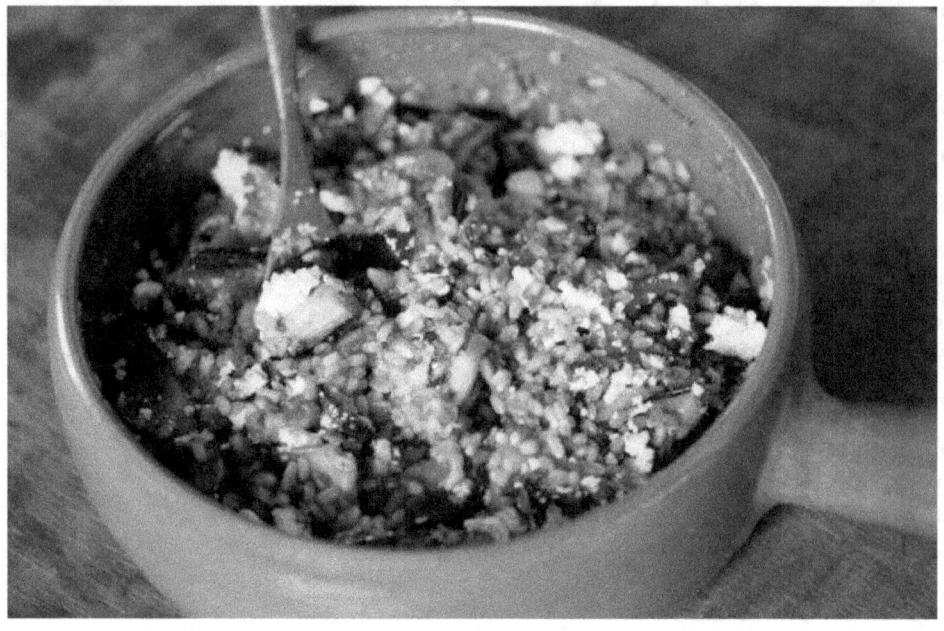

ÖSSZETEVŐK:

- ¾ csésze (125 g) repedt freekeh
- 2 csésze (470 ml) víz
- Finom tengeri só és frissen őrölt fekete bors
- 1 ropogós alma kimagozva és felkockázva, felosztva
- 1 csésze (120 g) gránátalma
- ½ csésze (24 g) apróra vágott friss menta
- 1 evőkanál (15 ml) extra szűz olívaolaj
- 1½ evőkanál (23 ml) narancsvirágvíz
- 2 csésze (480 g) natúr görög joghurt
- Pörkölt sózatlan mandula, apróra vágva

UTASÍTÁS

a) Keverje össze a freekeh-t, a vizet és egy csipet sót egy közepes serpenyőben. Forraljuk fel, majd vegyük le a lángot, és főzzük 15 percig, időnként megkeverve, amíg az összes folyadék fel nem szívódik, és a freekeh megpuhul. Vegyük le a tűzről, fedjük le, és pároljuk körülbelül 5 percig. Tegye át a freekeh-t egy tálba, és hűtse le teljesen.

b) Adjuk hozzá az alma felét és a gránátalmát, a mentát, az olívaolajat és egy pár őrölt borsot a freekeh-hez, és jól keverjük össze.

c) Keverje hozzá a narancsvirágvizet a joghurthoz, amíg jól össze nem áll.

d) A tálaláshoz osszuk el a freekeh-t tálak között. A tetejére tesszük a narancsillatú joghurtot, a maradék almát és a mandulát.

42. C-vitamin papaya tálak

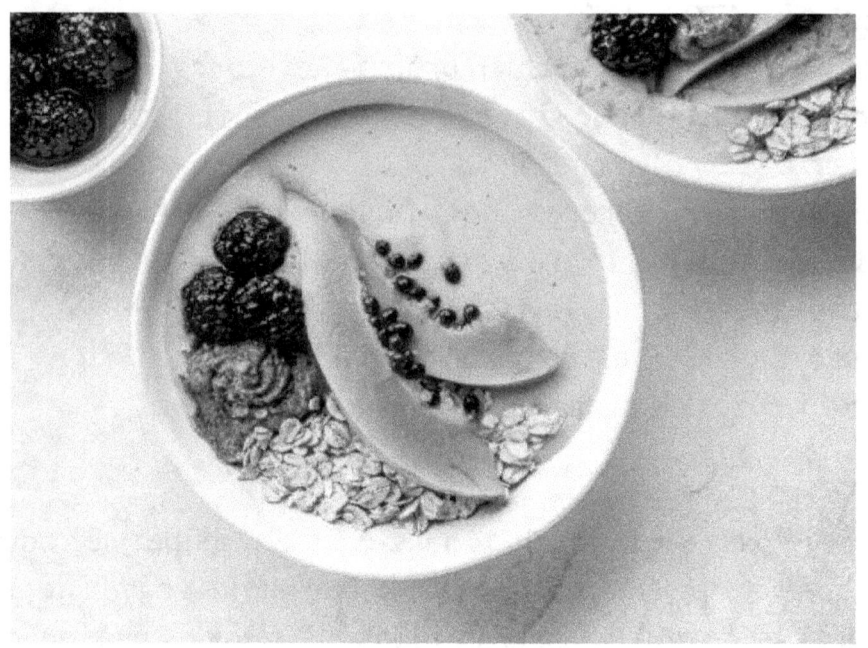

ÖSSZETEVŐK:

- 4 evőkanál (40 g) amaránt elosztva
- 2 kis érett papaya (egyenként körülbelül 1 font vagy 455 g)
- 2 csésze (480 g) kókuszjoghurt
- 2 kiwi, meghámozva és felkockázva
- 1 nagy rózsaszín grapefruit, meghámozva és szeletekre vágva
- 1 nagy köldök narancs, meghámozva és szeletekre vágva
- Kendermag
- Fekete szezámmag

UTASÍTÁS

a) Melegítsünk fel egy magas, széles serpenyőt közepesen magas lángon néhány percig. Néhány szem amaránt hozzáadásával ellenőrizze, hogy a serpenyő elég forró-e. Néhány másodpercen belül remegniük és felpattanniuk kell. Ha nem, melegítse a serpenyőt még egy percig, és tesztelje újra. Amikor a serpenyő elég forró, adjunk hozzá 1 evőkanál (10 g) amarantot. A szemeknek néhány másodpercen belül pattogniuk kell. Fedjük le az edényt, és időnként rázzuk meg, amíg az összes szem fel nem pattog. A felpattogtatott amarántot öntsük egy tálba, és ismételjük meg a maradék amaránttal, 1 evőkanál (10 g) óránként.

b) Vágja félbe a papayát hosszában, a szártól a farokig, majd távolítsa el és dobja ki a magokat. Mindegyik felét megtöltjük pattogatott amaránttal és kókuszjoghurttal. A tetejére kiwi, grapefruit és narancs szeleteket teszünk, megszórjuk kendermaggal és szezámmaggal.

43. Goji bogyó zabpehely tál

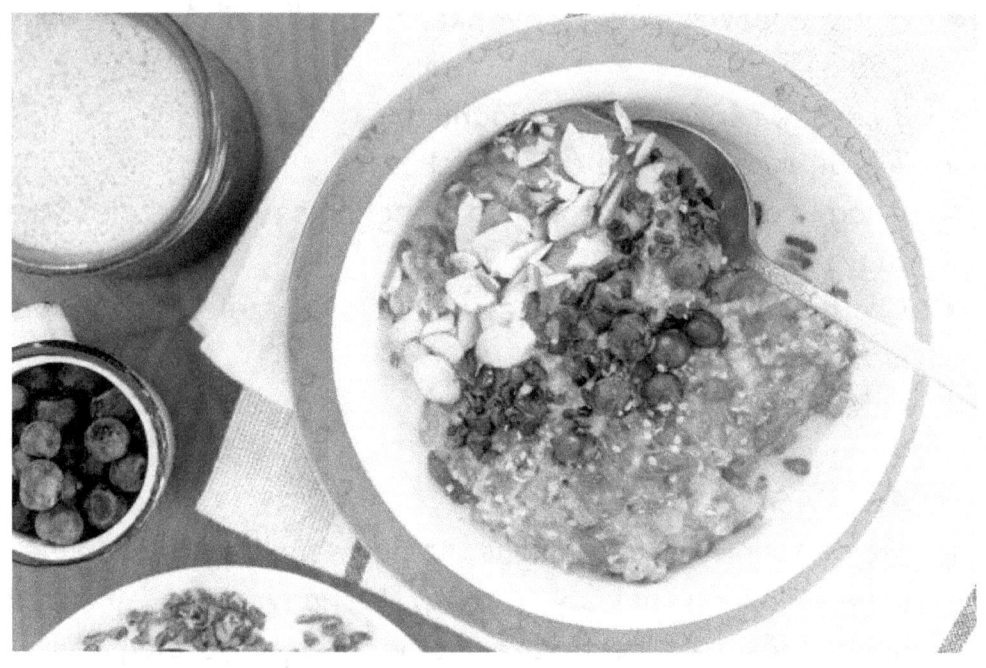

ÖSSZETEVŐK:
- 1 csésze főtt zabpehely
- 1/4 csésze goji bogyó
- 1 evőkanál chia mag
- 1 evőkanál méz
- Öntetek: szeletelt banán és friss bogyók.

UTASÍTÁS
a) Keverje össze a főtt zabpelyhet, a goji bogyókat, a chia magot és a mézet egy tálban.
b) A tetejére szeletelt banánt és friss bogyókat teszünk.

44. Zöld Açaí tál gyümölccsel és bogyókkal

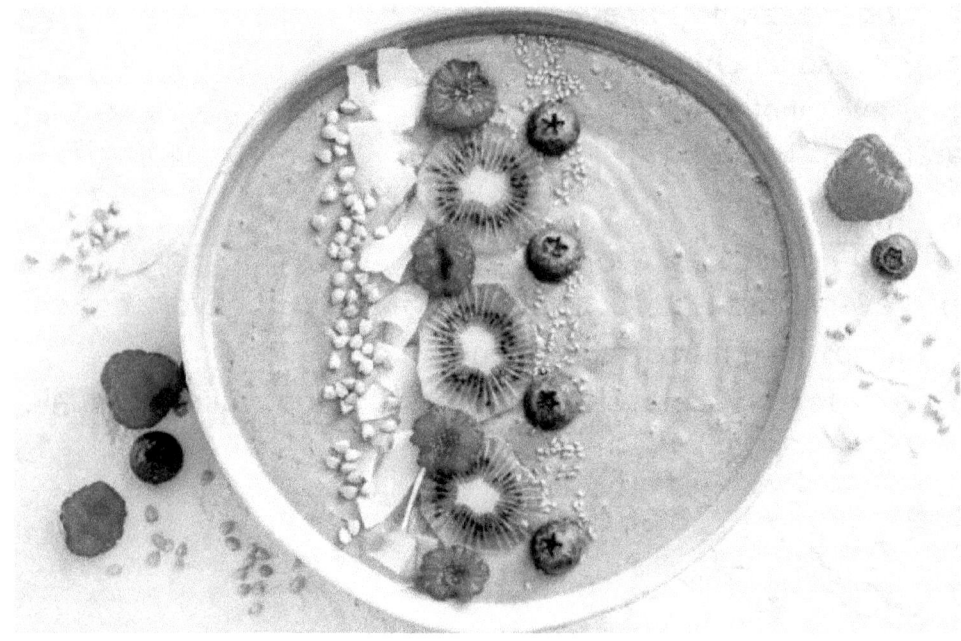

ÖSSZETEVŐK:

- ½ Açaí püré
- ⅛ csésze csokoládé kendertej
- ½ banán
- 2 evőkanál kenderfehérje por
- 1 teáskanál Maca
- Öntetek: friss szezonális gyümölcs, kendermag, friss banán, aranybogyó. Fehér eperfa, Goji bogyó, Kiwi

UTASÍTÁS

a) Tegyünk mindent a turmixba, turmixoljuk igazán sűrűre – ha kell még folyadékot adunk hozzá –, majd öntsük egy tálba.

b) A tetejére gyümölccsel és bármi mással, amit szeretsz!

45. Buddha zöld tál

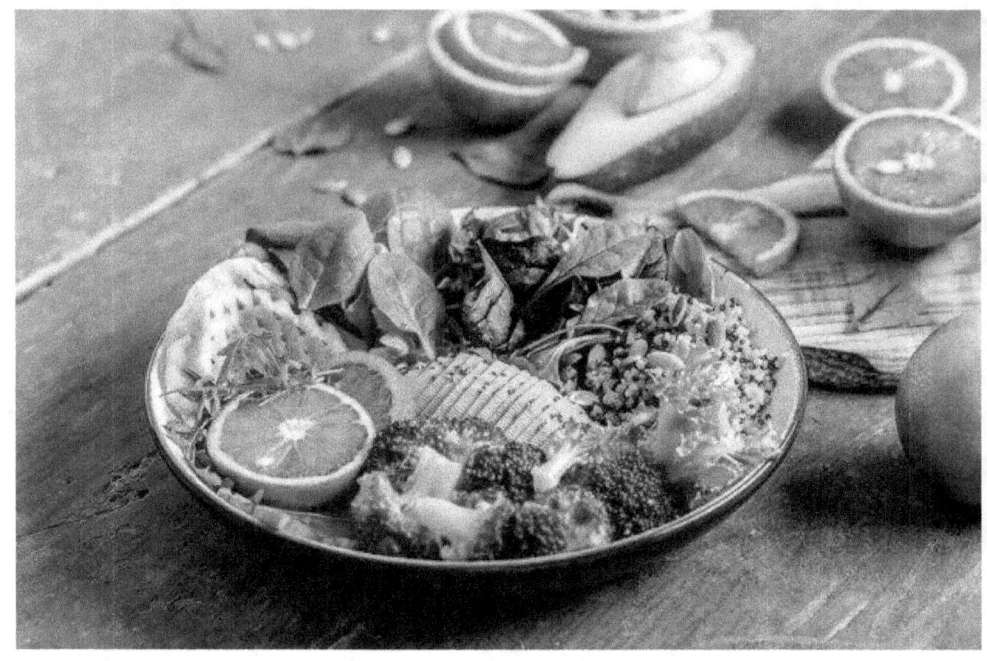

ÖSSZETEVŐK:

- 1/2 csésze fagyasztott ananász
- 1/2 fagyasztott banán
- 1/2 csésze spenót
- 1/2 csésze mandulatej
- 1 evőkanál méz
- Öntetek: szeletelt banán, friss bogyók és granola.

UTASÍTÁS

a) A fagyasztott ananászt, a fagyasztott banánt, a spenótot, a mandulatejet és a mézet turmixgépben turmixoljuk simára.

b) Öntsük a keveréket egy tálba, és adjuk hozzá a feltéteket.

46. Green Power Fruit Bowl

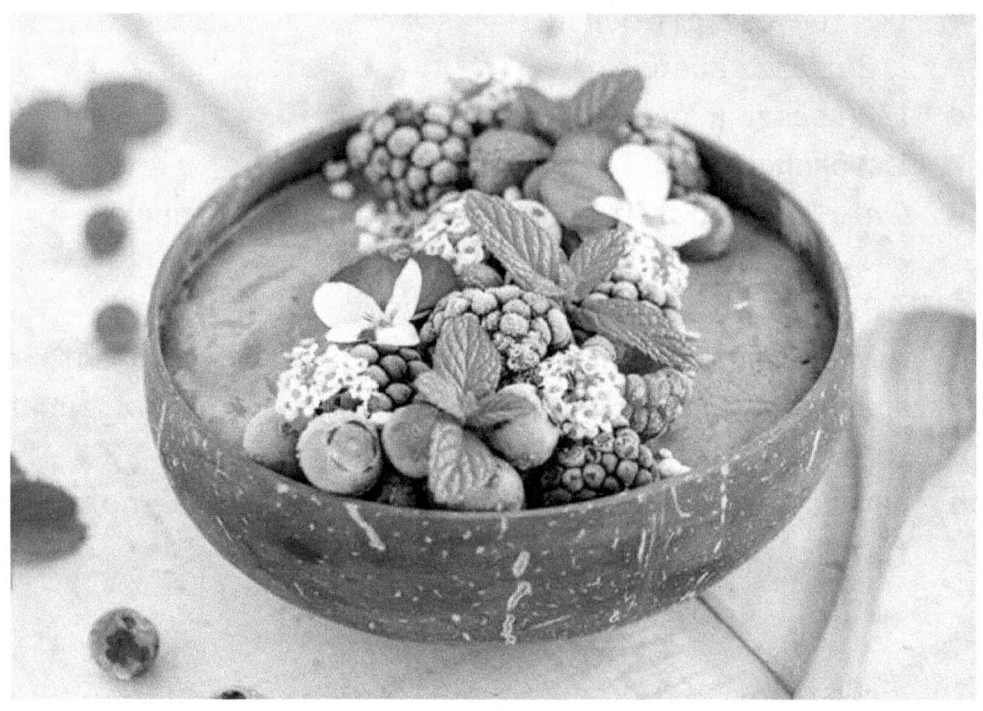

ÖSSZETEVŐK:

- 1/2 csésze fagyasztott vegyes trópusi gyümölcs
- 1/2 fagyasztott banán
- 1/2 csésze kelkáposzta
- 1/2 csésze kókuszvíz
- Öntetek: szeletelt banán, friss bogyók és granola.

UTASÍTÁS

a) A fagyasztott vegyes trópusi gyümölcsöt, a fagyasztott banánt, a kelkáposztát és a kókuszvizet turmixgépben turmixoljuk simára.

b) Öntsük a keveréket egy tálba, és adjuk hozzá a feltéteket.

47. Mogyoróvajas banántál

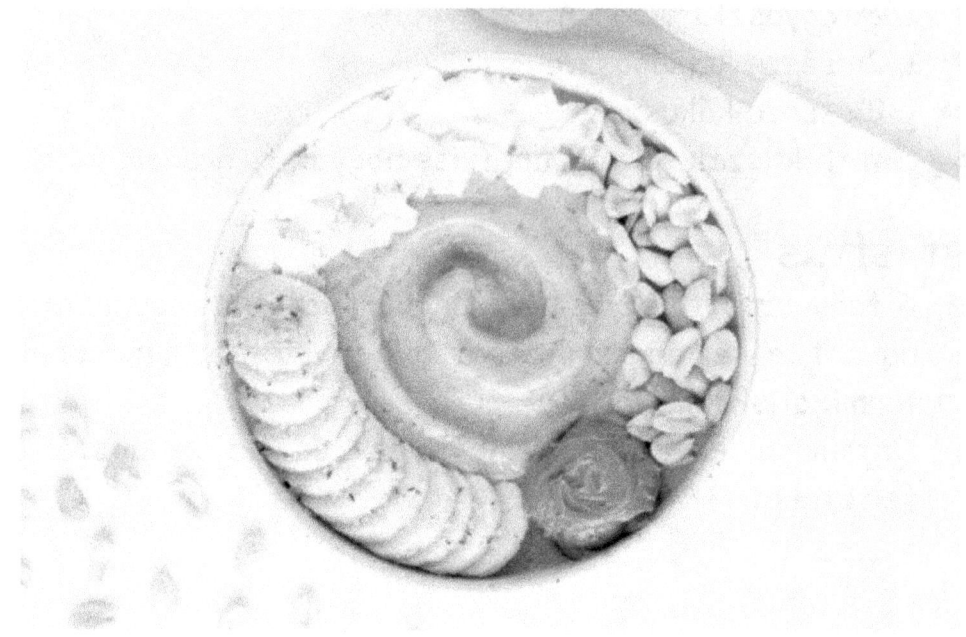

ÖSSZETEVŐK:

- 1 banán, szeletelve
- 1/4 csésze mogyoróvaj
- 1/4 csésze apróra vágott földimogyoró
- 1 evőkanál méz
- 1/4 csésze granola

UTASÍTÁS

a) A banánszeleteket egy tálba rendezzük.
b) Mikrohullámú sütőben sütjük a mogyoróvajat 10 másodpercig, hogy könnyebben csöpöghessen.
c) Csorgassuk a mogyoróvajat a banánra, majd tegyük a tetejére apróra vágott földimogyorót, mézet és granolát.

48. Csokoládé fehérje tál

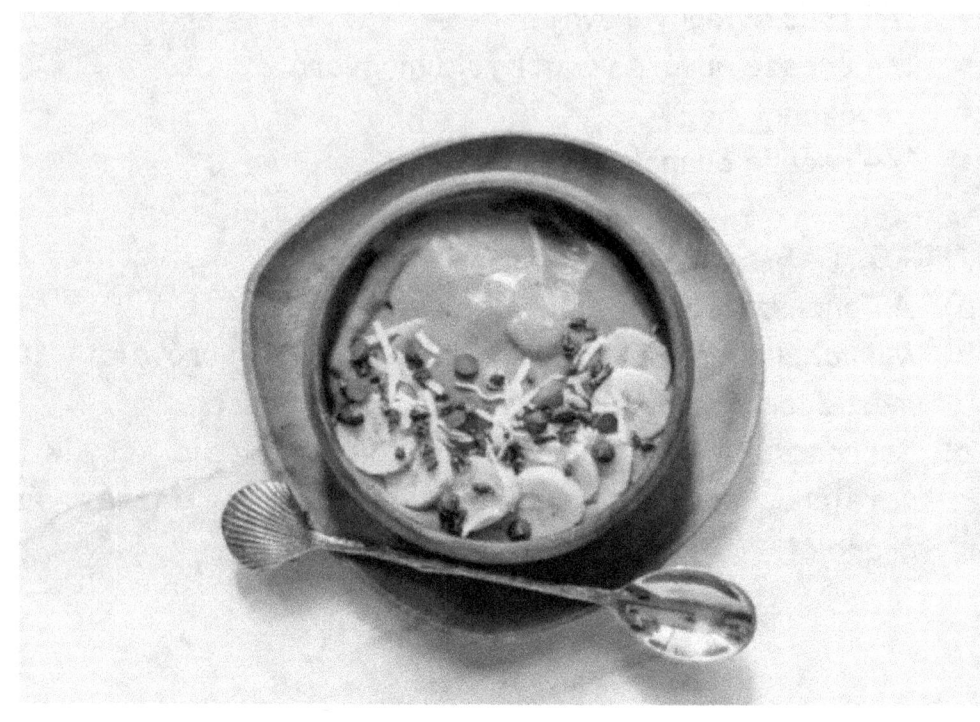

ÖSSZETEVŐK:

- 1 kanál csokoládé fehérjepor
- 1 csésze mandulatej
- 1 banán, szeletelve
- 1 evőkanál chia mag
- Öntetek: szeletelt mandula és kókuszreszelék

UTASÍTÁS

a) Egy tálban összekeverjük a fehérjeport és a mandulatejet.
b) A tetejére szeletelt banánt, chia magot, szeletelt mandulát és kókuszreszeléket teszünk.

49. Tofu bogyós tál

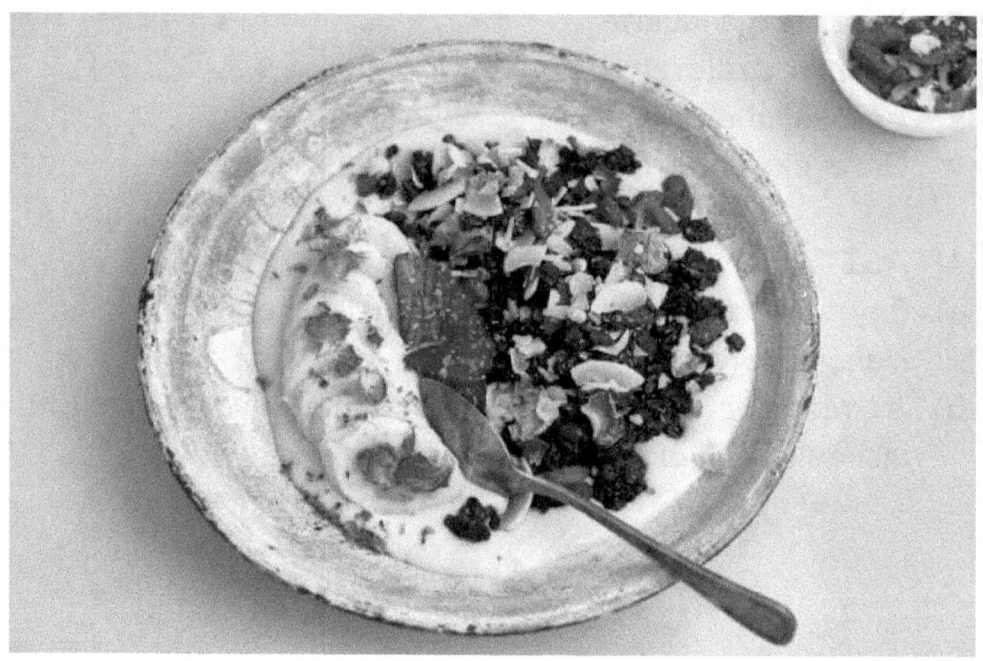

ÖSSZETEVŐK:

- 1/2 csésze selymes tofu
- 1/2 csésze vegyes bogyós gyümölcsök (áfonya, málna, eper)
- 1 evőkanál méz
- 1/4 csésze granola

UTASÍTÁS

a) A selymes tofut és a mézet turmixgépben turmixoljuk simára.
b) A tetejére kevert bogyós gyümölcsöket és granolát teszünk.

50. Green Goddess Fruit Bowl

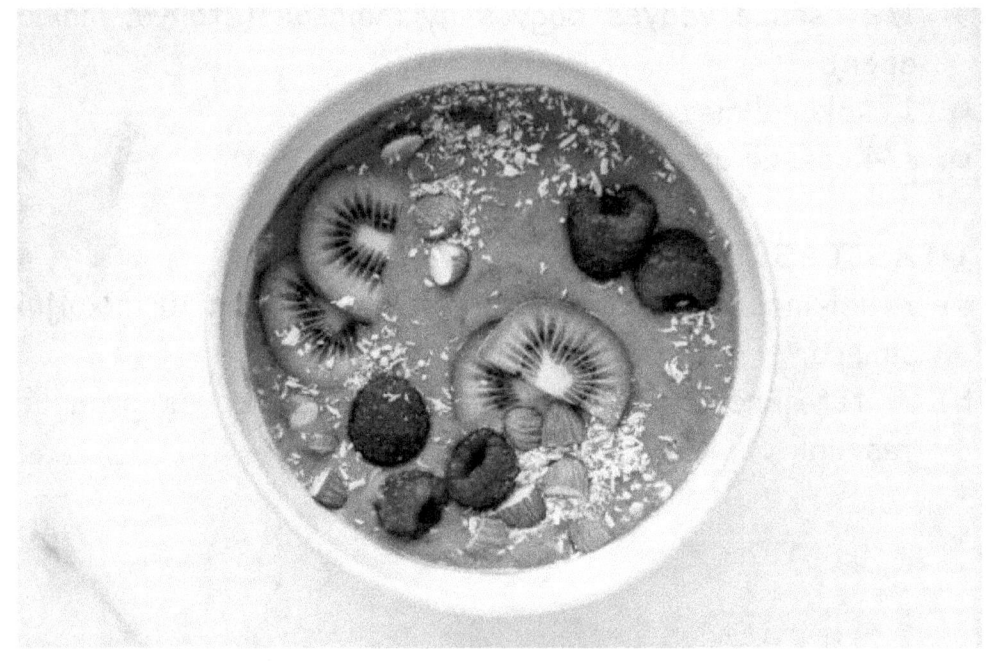

ÖSSZETEVŐK:

- 1 fagyasztott banán
- 1/2 csésze fagyasztott ananász
- 1/2 csésze spenót
- 1/2 csésze kókuszvíz
- Öntetek: szeletelt banán, friss bogyók és granola.

UTASÍTÁS

a) A fagyasztott banánt, a fagyasztott ananászt, a spenótot és a kókuszvizet turmixgépben turmixoljuk simára.
b) Öntsük a keveréket egy tálba, és adjuk hozzá a feltéteket.

SZIVÁRVÁNYOS GYÜMÖLCSALÁTA

51. Egzotikus gyümölcssaláta

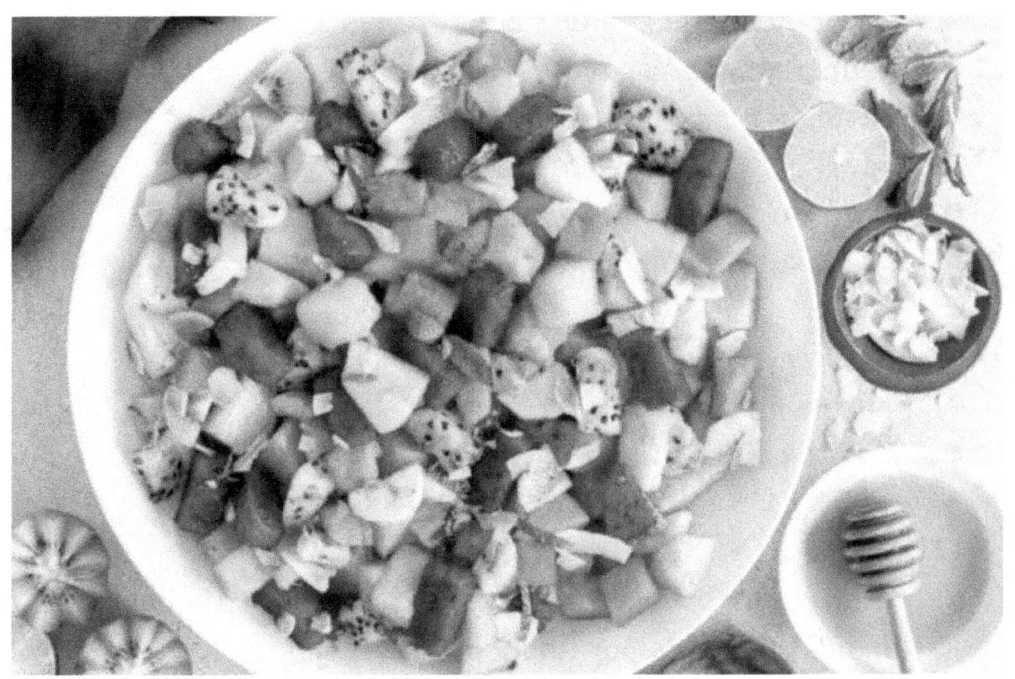

ÖSSZETEVŐK:

- 2 érett mangó, papaya ill
- 6 kivi, meghámozva és feldarabolva
- 2 banán, meghámozva és feldarabolva
- 2 evőkanál cukrászcukor
- 2 evőkanál citromlé vagy méz
- $\frac{1}{2}$ teáskanál vanília kivonat
- $\frac{1}{4}$ teáskanál őrölt kínai 5 fűszeres por
- $\frac{1}{2}$ málna
- 1 sárkánygyümölcs, felkockázva
- Porcukor
- Menta levelek

UTASÍTÁS:

a) A cukrot, a citromlevet vagy a mézet , a vaníliát és a kínai 5 fűszeres port habosra keverjük .
b) Dobd bele az összes gyümölcsöt.
c) Megszórjuk cukrászati cukorral, és mentalevéllel díszítjük.

52.Ünnepi gyümölcssaláta

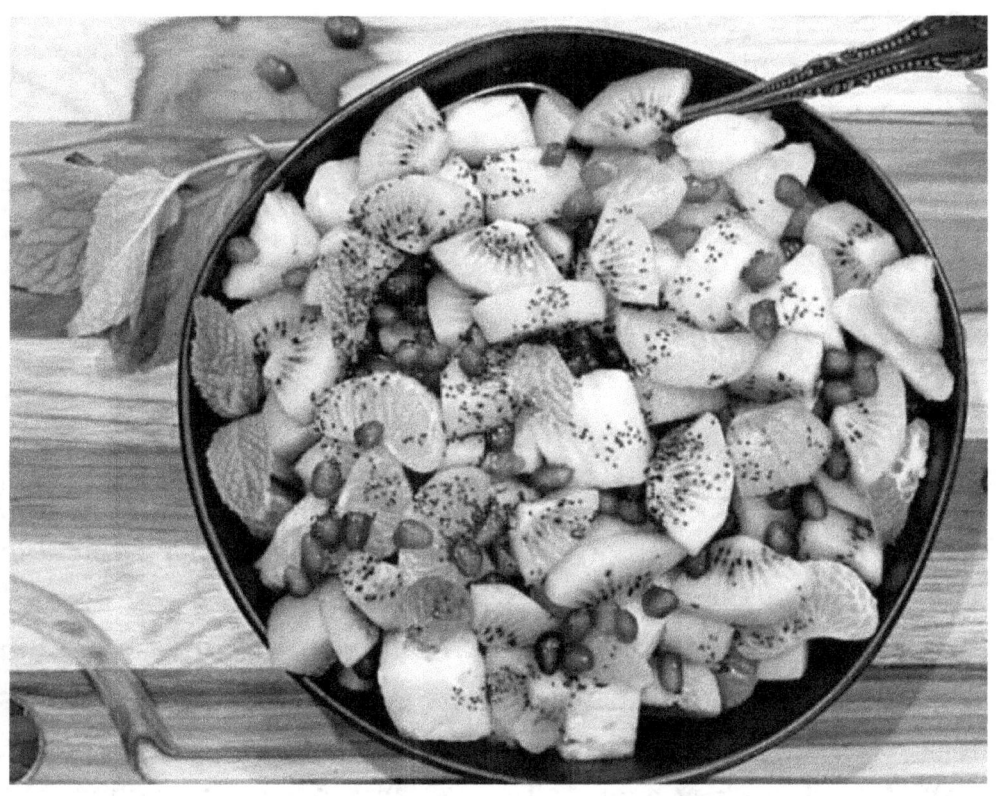

ÖSSZETEVŐK:

- 1 doboz ananászdarabok
- ½ csésze cukor
- 3 evőkanál univerzális liszt
- 1 enyhén felvert tojás
- 2 doboz mandarin narancs
- 1 doboz körte
- 3 Kiwi
- 2 nagy Almák
- 1 csésze pekándió fél

UTASÍTÁS:

a) Az ananászt lecsöpögtetjük, levét lecsepegtetjük . Tedd félre az ananászt. Öntsük a levet egy kis serpenyőbe , adjuk hozzá a cukrot és a lisztet. Felforral. Gyorsan hozzákeverjük a tojásokat , és addig főzzük, amíg besűrűsödik. Levesszük a tűzről és lehűtjük.

b) Hűtsük le. Egy nagy tálban keverje össze az ananászt, a narancsot, a körtét, a kivit, az almát és a pekándiót.

c) Öntsük rá az öntetet és jól turmixoljuk össze. Fedjük le és hűtsük le 1 órát.

53. Gyümölcssaláta télen

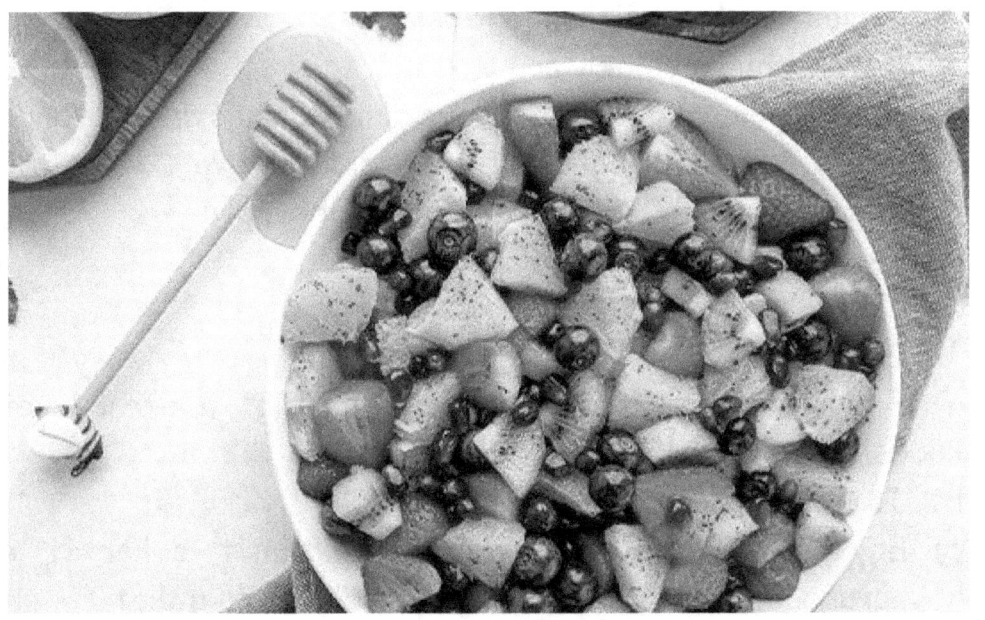

ÖSSZETEVŐK:

- 2 evőkanál dióolaj
- 2 evőkanál friss citromlé
- 1 evőkanál agave nektár
- 1 Fuji, Gala vagy Red Delicious alma, kimagozva
- 1 nagy narancs, meghámozva és feldarabolva
- 1 csésze mag nélküli vörös szőlő, félbevágva
- 1 kis csillag gyümölcs, vágva

UTASÍTÁS:

a) Egy kis tálban keverjük össze a dióolajat, a citromlevet és az agave nektárt.
b) Jól összedolgozzuk és félretesszük.
c) Egy nagy tálban keverje össze az almát, a körtét, a narancsot, a szőlőt, a csillag gyümölcsöt és a diót.
d) Meglocsoljuk öntettel, bevonjuk, és tálaljuk.

54. Krémes trópusi gyümölcssaláta

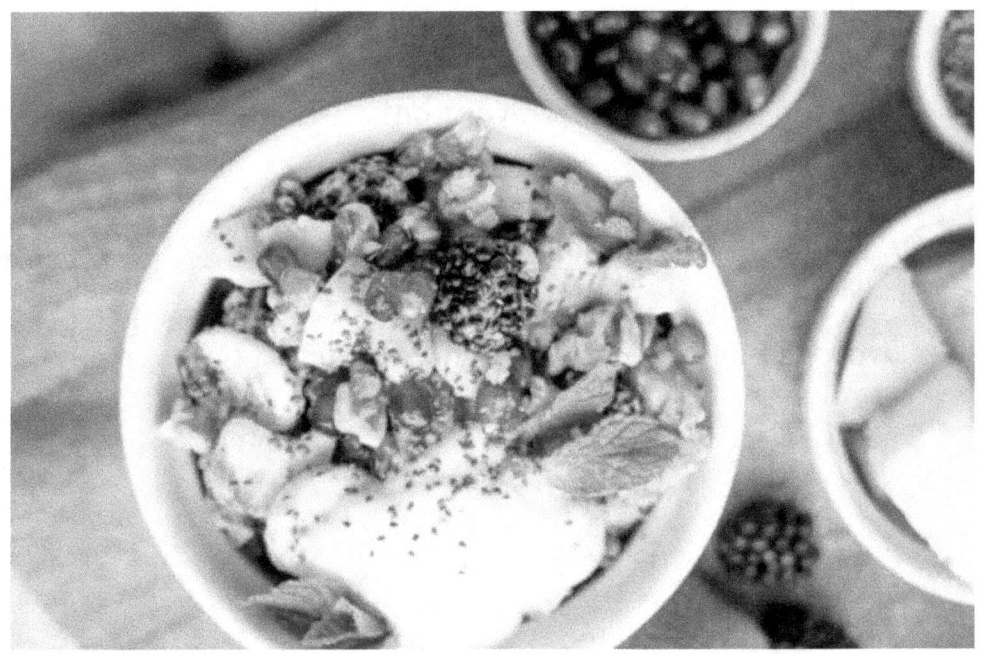

ÖSSZETEVŐK:

- 15,25 uncia konzerv trópusi gyümölcssaláta, lecsepegtetve
- 1 banán, szeletelve
- 1 csésze Fagyasztott felvert öntet, felengedve

UTASÍTÁS:

a) Egy közepes tálban keverje össze az összes hozzávalót
.

b) Óvatosan keverje meg, hogy bevonja.

55. Fülöp-szigeteki stílusú gyümölcssaláta

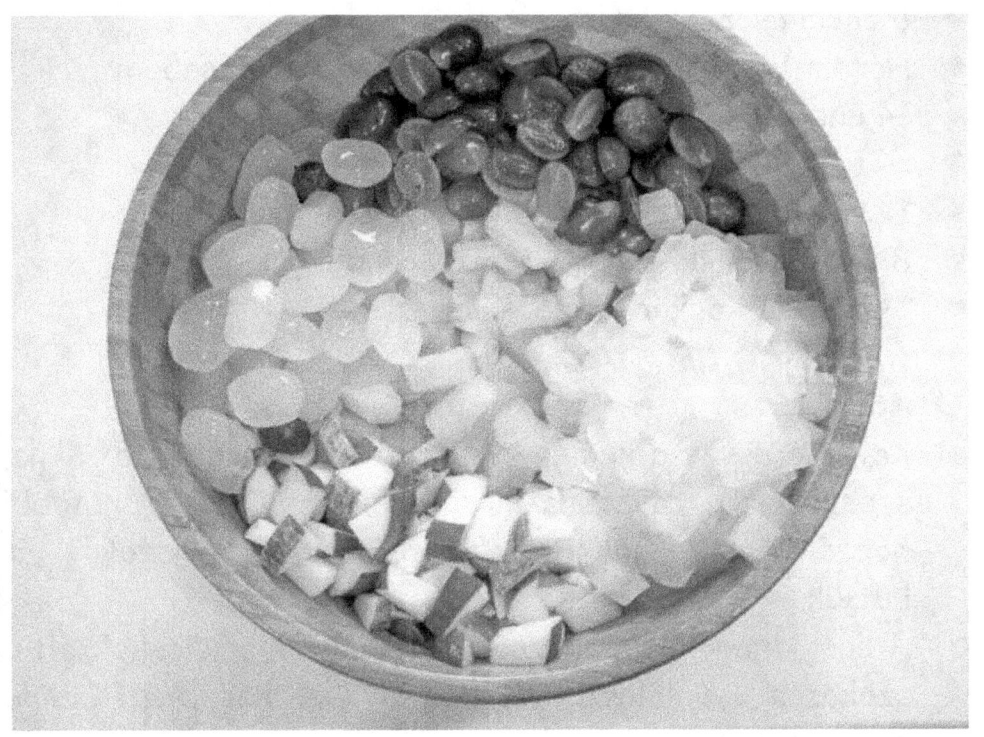

ÖSSZETEVŐK:

- 1½ csésze kemény tejszín
- 8 uncia csomag. krémsajt
- Három 14 unciás doboz gyümölcskoktél, lecsepegve
- 14 unciás doboz ananászdarabok, lecsepegtetve
- 14 uncia konzerv licsi, lecsepegtetve
- 1 csésze kókusz
- 8 uncia csomag apróra vágott mandulát
- 1½ csésze kockára vágott alma

UTASÍTÁS:

a) Keverje össze a kemény tejszínt és a krémsajtot sima, szószszerű állagúra. Összekeverjük a többi hozzávalóval , jól összedolgozzuk, egy éjszakán át hűtjük.

b) A licsi kihagyható, használjon trópusi gyümölcskoktélt a szokásos gyümölcskoktél helyett, és készítsen belőle négy dobozt.

c) A filippínók a Nestle's Cream nevű terméket használják, de nem könnyű megtalálni.

56. Haupia egzotikus gyümölcssalátával

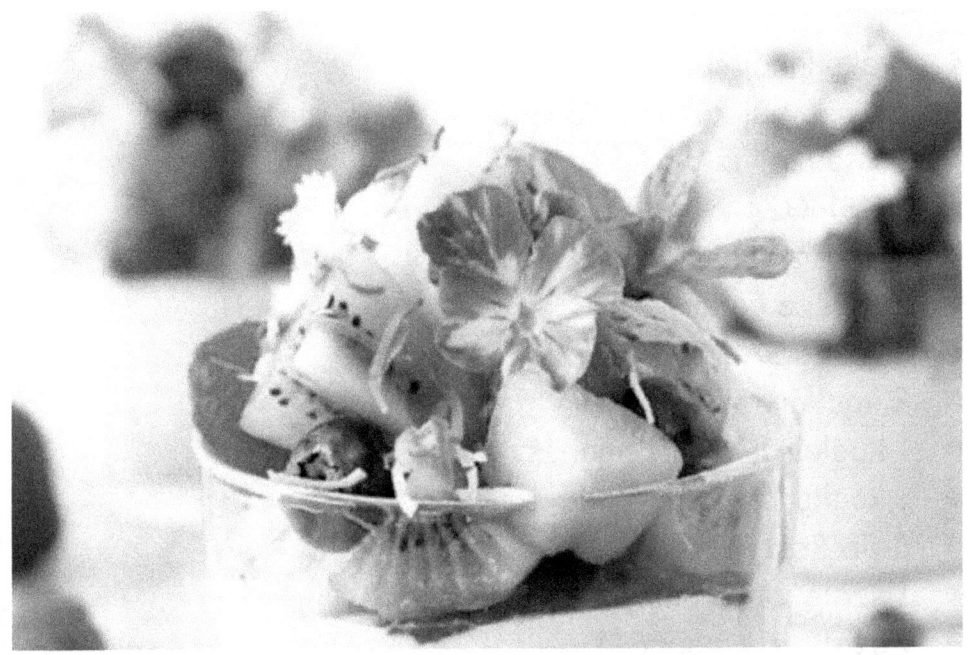

ÖSSZETEVŐK:
HAUPIA SZÁMÁRA:
- 1½ csésze kókusztej
- 6 evőkanál cukor
- 6 evőkanál kukoricakeményítő
- ¾ csésze víz

SZÓZSHOZ:
- ½ csésze passiógyümölcslé
- 1 csésze cukor

GYÜMÖLCSALÁTÁHOZ:
- 2 kockára vágott kivi
- 1 kockára vágott ananász
- 1 kockára vágott papaya
- 8 db licsi
- 1 szeletelt banán
- 1 szeletelt mangó
- 8 szál friss menta

UTASÍTÁS:

a) Haupia: Öntsön kókusztejet egy serpenyőbe. Keverjük össze a cukrot és a kukoricakeményítőt, keverjük össze vízzel, és jól keverjük össze. A cukros keveréket a kókusztejhez keverjük.

b) Főzzük és lassú tűzön keverjük, amíg besűrűsödik. Öntsük egy 8 hüvelykes, négyzet alakú serpenyőbe, és hűtsük keményre. Pogácsaszaggatóval vágjuk könnycseppre vagy csillag alakúra.

c) A szósz hozzávalóit felforraljuk . Hideg. A gyümölcssaláta hozzávalóit összekeverjük , felöntjük a szósszal, és félretesszük.

d) Helyezzen három-négy darab Haupiát egy hideg tányérra, és helyezze körbe a gyümölcsöket.
e) Díszítsük friss mentával.

57. Ambrosia gyümölcssaláta

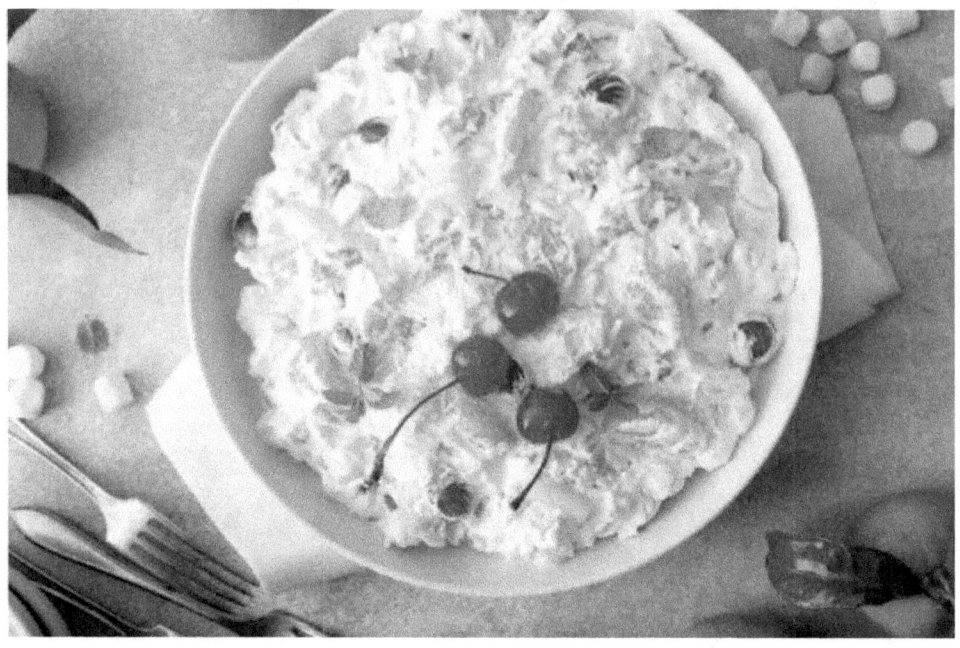

ÖSSZETEVŐK:

- 2 doboz mandarin narancs, lecsepegtetve
- 2 Ananász, apróságok, lecsepegtetve
- 2 banán, szeletelve
- 2 csésze Szőlő, zöld vagy piros mag nélküli
- 2 vaníliás joghurt
- 1 csésze mandula, szeletelve
- 2 csésze kókuszreszelék
- 2 csésze mályvacukor, mini

UTASÍTÁS:
a) Keverjük össze az összes hozzávalót és hűtsük le.

58. Gyümölcssaláta mentás öntettel

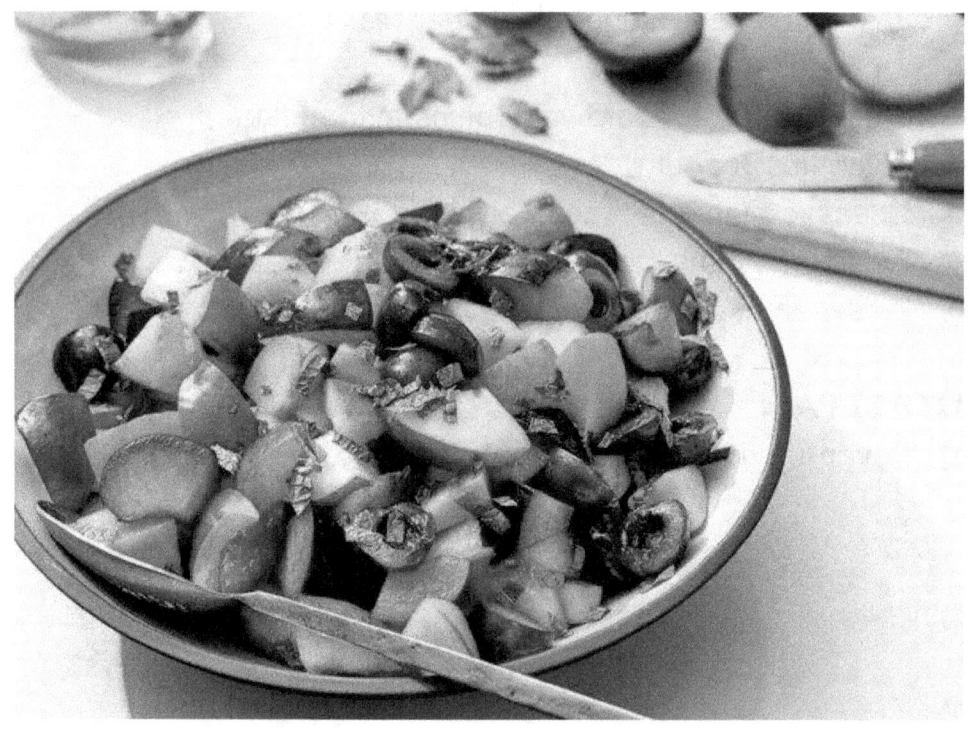

ÖSSZETEVŐK:

- ½ csésze natúr joghurt
- 1 evőkanál méz, két ízben
- 1 evőkanál Amaretto, két csipet
- ½ teáskanál vanília kivonat
- 1 csipetnyi szerecsendió
- 2 evőkanál darált friss menta
- 5 Púpozott csésze friss gyümölcs darabokra vágva
- Egész mentalevél díszítéshez

UTASÍTÁS:

a) hozzávalóját egy kis tálban összekeverjük, és simára keverjük.

b) Keverje össze a gyümölcsöket egy keverőtálban. Hozzáadjuk az öntetet, és alaposan átforgatjuk.

c) Tegyük át egy tálba, és egész mentalevelekkel díszítsük.

d) Tálalás előtt fedjük le, és rövid ideig hűtsük le.

59. Srí Lanka-i gyümölcssaláta

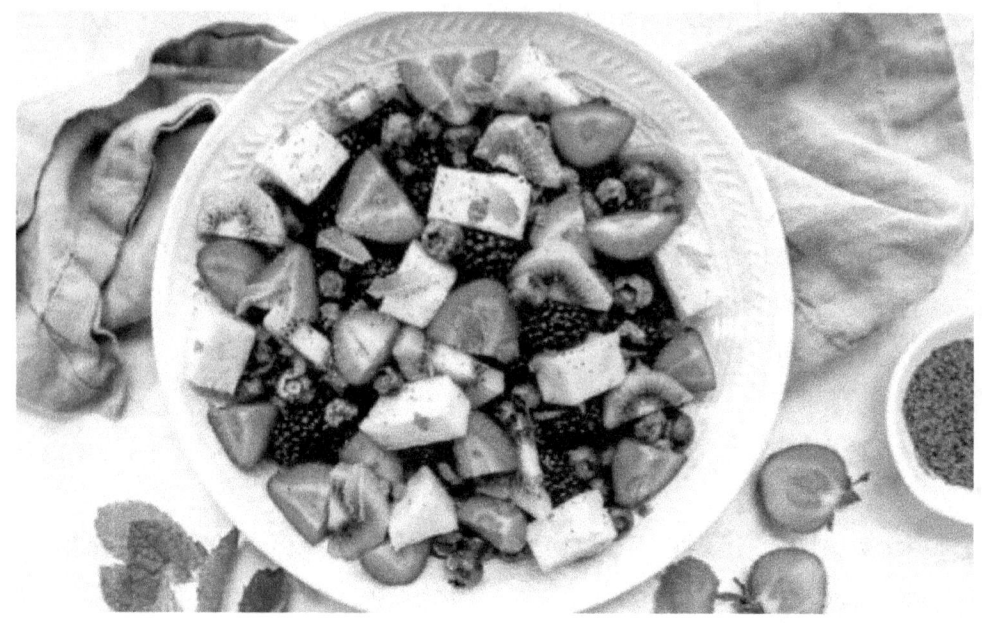

ÖSSZETEVŐK:
- 2 mangó, lereszelve
- 1 papaya, reszelve
- 1 ananász
- 2 narancs
- 2 banán
- 1 lime, leve
- 110 gramm cukros víz
- 1 teáskanál vanília
- 25 milliliter rum

UTASÍTÁS:
a) Hámozzuk meg és kockázzuk fel a mangót, a papayát és az ananászt. Hámozzuk meg a narancsot, távolítsuk el a magját, és osszuk ketté. A banánt meghámozzuk és felszeleteljük, majd a lime levével meglocsoljuk, hogy elkerüljük az elszíneződést.

b) Enyhén keverje össze az összes gyümölcsöt egy salátástálban. A cukrot és a vizet összeforraljuk, majd amikor a cukor feloldódott, levesszük a tűzről és hagyjuk kihűlni. Adjuk hozzá a vaníliaesszenciát és a rumot a cukorsziruphoz, majd öntsük rá a gyümölcssalátára. Tálalás előtt hűtőben hagyjuk kihűlni.

60. Mimóza gyümölcssaláta

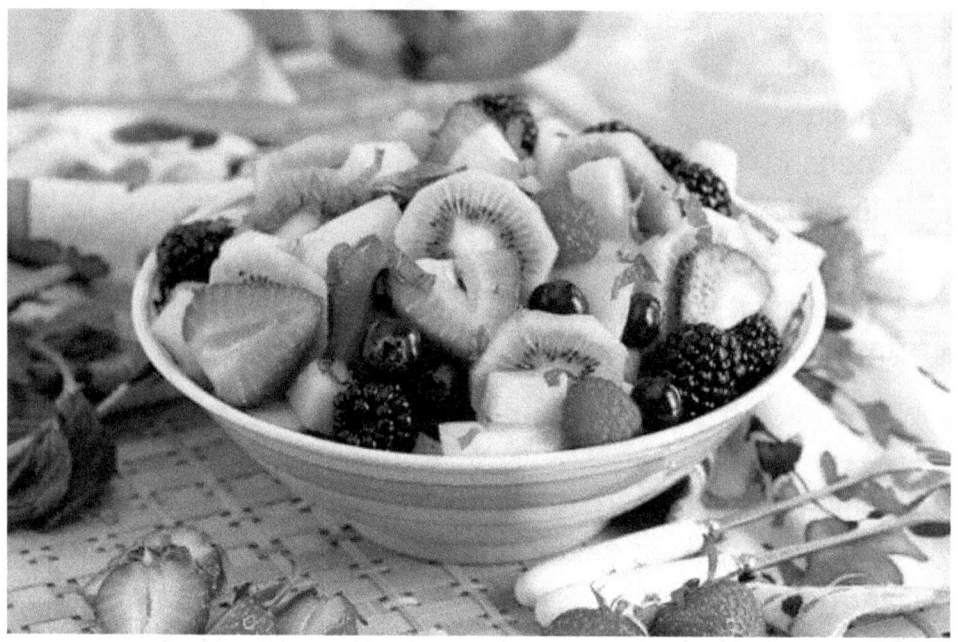

ÖSSZETEVŐK:
- 3 kiwi, meghámozva és felszeletelve
- 1 csésze szeder
- 1 csésze áfonya
- 1 csésze eper, negyedelve
- 1 csésze ananász, apróra vágva
- 1 csésze Prosecco, hűtve
- $\frac{1}{2}$ csésze frissen facsart narancslé
- 1 evőkanál méz
- $\frac{1}{2}$ csésze friss menta

UTASÍTÁS:
a) Egy nagy tálban keverje össze az összes gyümölcsöt.
b) Öntsük a Prosecco-t, a narancslevet és a mézet a gyümölcsre, és óvatosan keverjük össze.
c) Díszítsük mentával és tálaljuk.

61. Mojito gyümölcssaláta

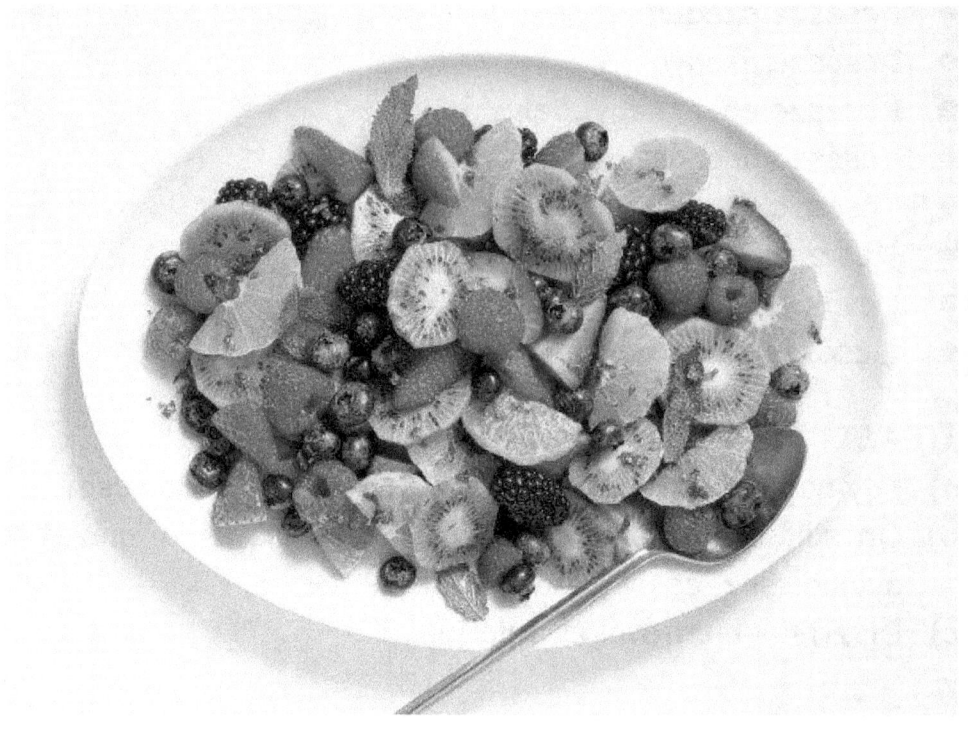

ÖSSZETEVŐK:
- 4 csésze apróra vágott görögdinnye
- 1 kiló eper, apróra vágva
- 6 uncia málna
- 6 uncia áfonya
- $\frac{1}{4}$ csésze csomagolt menta, apróra vágva
- $\frac{1}{4}$ csésze friss limelé
- 3 evőkanál porcukor

UTASÍTÁS:
a) Adjunk hozzá görögdinnyét, epret, málnát, áfonyát és mentát egy nagy tálba.
b) Egy kis tálban keverjük össze a lime levét és a porcukrot, majd öntsük a gyümölcsökre és a bogyókra.
c) Óvatosan dobd át egy spatulával, majd tálalás előtt legalább 15-ig a hűtőben hagyd állni, hogy a gyümölcsben lévő természetes lé kifolyjon.

62. Margarita gyümölcssaláta

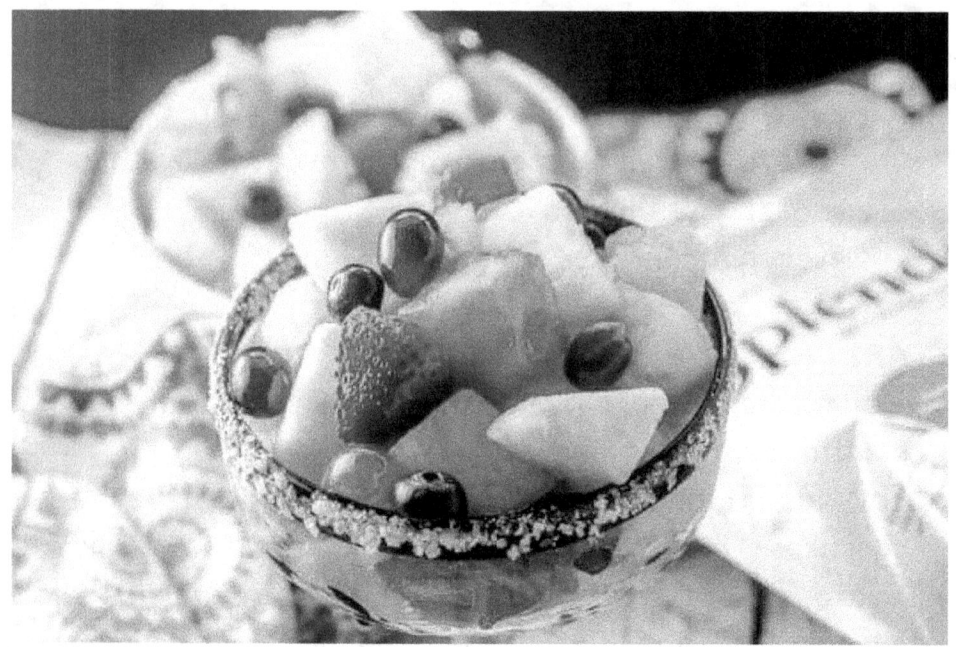

ÖSSZETEVŐK:
- 1 sárgadinnye és mézharmat dinnye, kockákra vágva
- 2 Narancs és grapefruit, meghámozva és szeletelve
- 1 mangó, meghámozva és felkockázva
- 2 csésze eper, félbevágva
- ½ csésze cukor
- ⅓ csésze narancslé
- 3 evőkanál tequila
- 3 evőkanál narancslikőr
- 3 evőkanál limelé
- 1 csésze durvára reszelt friss kókusz

UTASÍTÁS:
a) A gyümölcsöt összedolgozzuk, félretesszük. Egy kis serpenyőben főzzük a cukrot és a narancslevet közepesen magas lángon, keverés közben 3 percig, vagy amíg a cukor fel nem oldódik.
b) Keverje hozzá a tequilát, a likőrt és a lime levét. Kissé szobahőmérsékletűre hűtjük.
c) Gyümölccsel kombináljuk. Fedjük le és tegyük hűtőbe legalább két órára vagy egy éjszakára.
d) Közvetlenül tálalás előtt szórjuk meg kókuszreszelékkel.

63. Gyümölcsös és diós rizssaláta

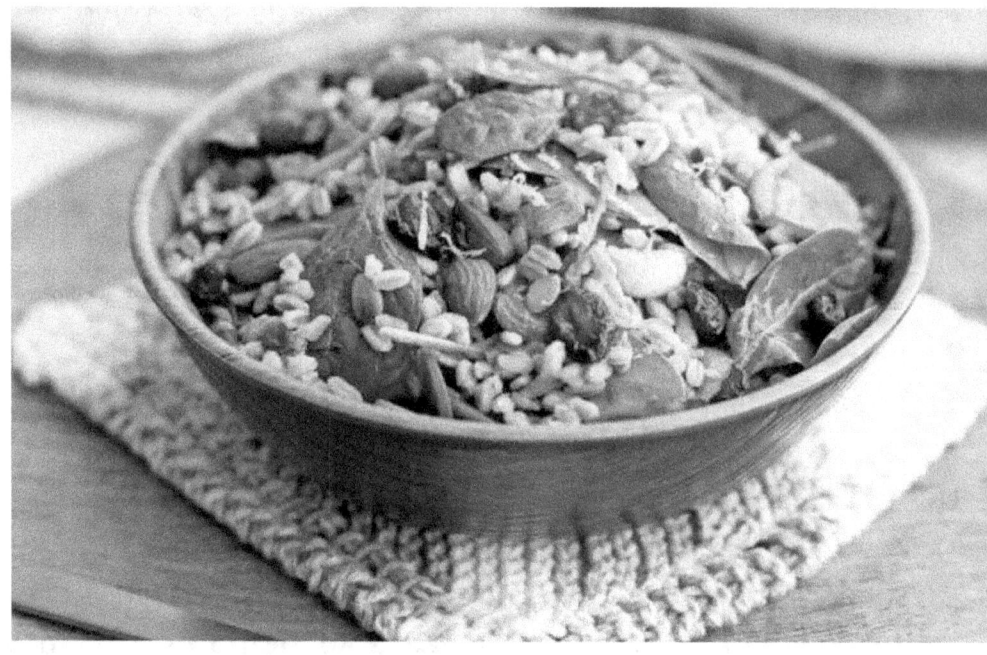

ÖSSZETEVŐK:

- 125 grammos hosszú szemű és vadrizs keverék, főzve
- 298 gramm mandarin narancsszeletek,
- 4 újhagyma, átlósan felszeletelve
- ½ zöldpaprika, kimagozva és felszeletelve
- 50 gramm mazsola
- 50 gramm kesudió
- 15 gramm pehely mandula
- 4 evőkanál narancslé
- 1 evőkanál fehérborecet
- 1 evőkanál Olaj
- 1 csipet Szerecsendió
- Só és frissen őrölt fekete bors

UTASÍTÁS:

a) saláta összes hozzávalóját egy tálba tesszük és jól összekeverjük.
b) Egy külön tálban keverjük össze az öntet összes hozzávalóját .
c) Az öntetet a salátára öntjük, alaposan összekeverjük, és egy tálba tesszük.

64. Gyümölcssaláta dióval

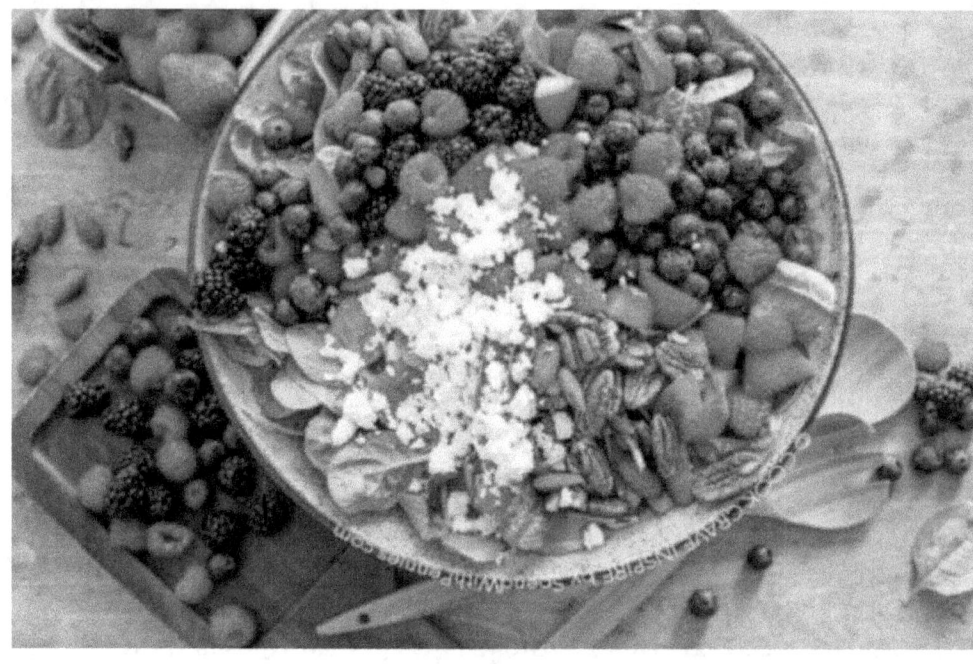

ÖSSZETEVŐK:
- 1 mézharmat dinnye, kicsi
- 2 Narancs
- 1 csésze kék szőlő
- Saláta levelek
- 12 fél dió
- 8 uncia joghurt
- 1 evőkanál citromlé
- 1 evőkanál narancslé
- 1 evőkanál paradicsom ketchup
- 2 evőkanál párolt tej
- Só, kötőjel
- Fehér bors, csipetnyi

UTASÍTÁS:
a) Dinnyegombóccal szedjük ki a dinnyét. Vágja le a narancs héját, távolítsa el a fehér hártyát, és keresztben szeletelje fel.
b) Vágja félbe a szőlőt és távolítsa el a magokat. Egy üvegtálat kibélelünk salátalevelekkel, a saláta tetejére rétegesen dinnyegolyókat, narancsszeleteket, szőlőt és diót rendezünk.
c) Az öntethez az összes hozzávalót jól összekeverjük . Állítsa be a fűszereket. Az öntetet a gyümölcsre öntjük.
d) Hagyja 30 percig pácolódni a saláta hozzávalóit .

65. Gyümölcs parfé saláta

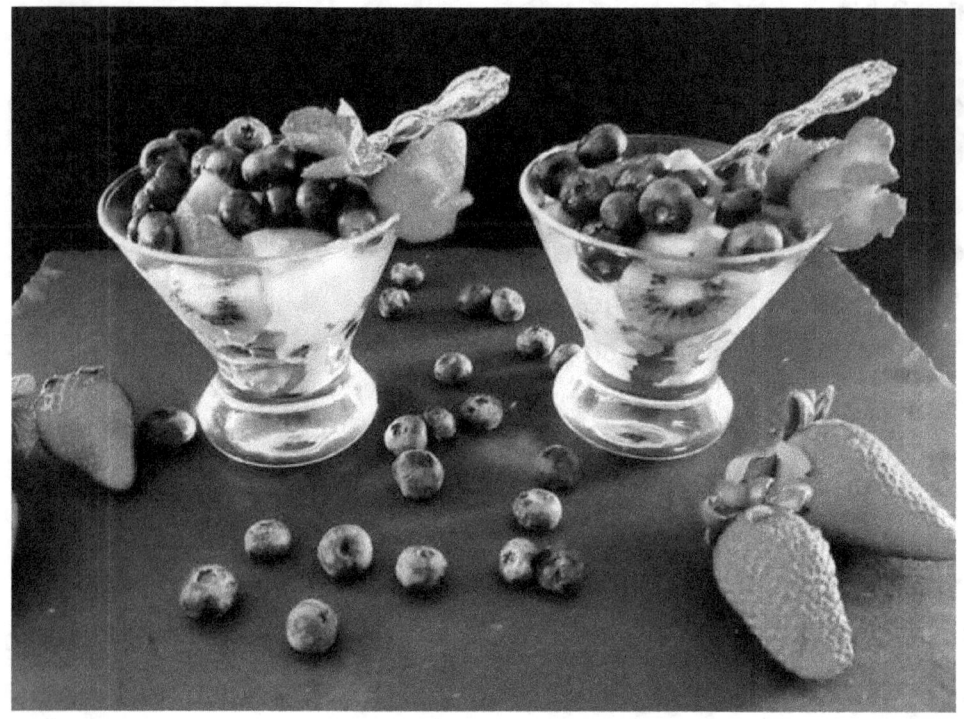

ÖSSZETEVŐK:

- 1 nagy doboz zúzott ananász
- 1 doboz Cseresznyés pite töltelék
- 1 doboz Édes sűrített tej
- 1 nagy karton Cool Whip

UTASÍTÁS:

a) Fogyasztható puhán vagy enyhén fagyasztva, de enyhén fagyasztva finomabb.

b) Más pite-tölteléket is helyettesíthet, például szeder, őszibarack vagy áfonya.

SZIVÁRVÁNYOS ZÖLDSÉGES SALÁTA TÁLAK

66. Szivárvány saláta

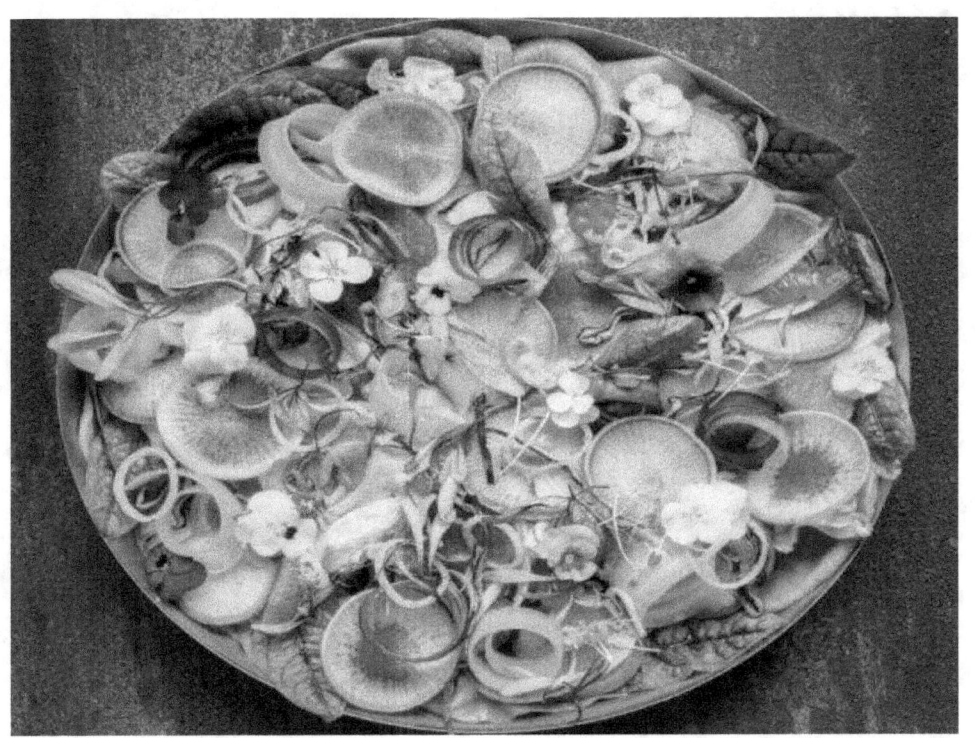

ÖSSZETEVŐK:

- 5 uncia csomag vajsaláta
- 5 uncia csomag rukkola
- 5 uncia csomag Spicy mix Microgreens
- 1 vékonyra szeletelt lila retek
- 1/2 csésze csípős borsó, vékonyra szeletelve
- 1 zöldretek vékonyra szeletelve
- 1/4 csésze vörös káposzta, felaprítva
- 2 medvehagyma, karikákra vágva
- 1 görögdinnye retek, vékonyra szeletelve
- 2 vérnarancs, szeletekre vágva
- 3 szivárványos sárgarépa, szalagokra borotváltva
- 1/2 csésze vérnarancslé
- 1/2 csésze extra szűz olívaolaj
- 1 evőkanál vörösbor ecet
- 1 evőkanál szárított oregánó
- 1 evőkanál méz
- Só és bors, két ízben
- díszítéshez Ehető virágok

UTASÍTÁS:

a) Keverje össze az olívaolajat, a vörösborecetet és az oregánót egy edényben. Adjuk hozzá a medvehagymát, és hagyjuk pácolódni legalább 2 órán keresztül a pulton.
b) Tegye félre a medvehagymát.
c) Egy üvegben keverje össze a narancslevet, az olívaolajat, a mézet, valamint egy csipetnyi sót és borsot, amíg sűrű és sima nem lesz. Ízlés szerint sózzuk, borsozzuk.

d) Dobja fel a mikrozöldek, saláta és rukkola fűszeres keverékét körülbelül $\frac{1}{4}$ csésze vinaigrette-vel egy nagyon nagy keverőtálban.
e) Keverje össze a sárgarépát, a borsót, a medvehagymát és a narancsszeleteket a retek felével.
f) Szerelje össze mindent , és adjon hozzá extra vinaigrettet és ehető virágokat a befejezéshez.

67. Nasturtium és szőlő saláta

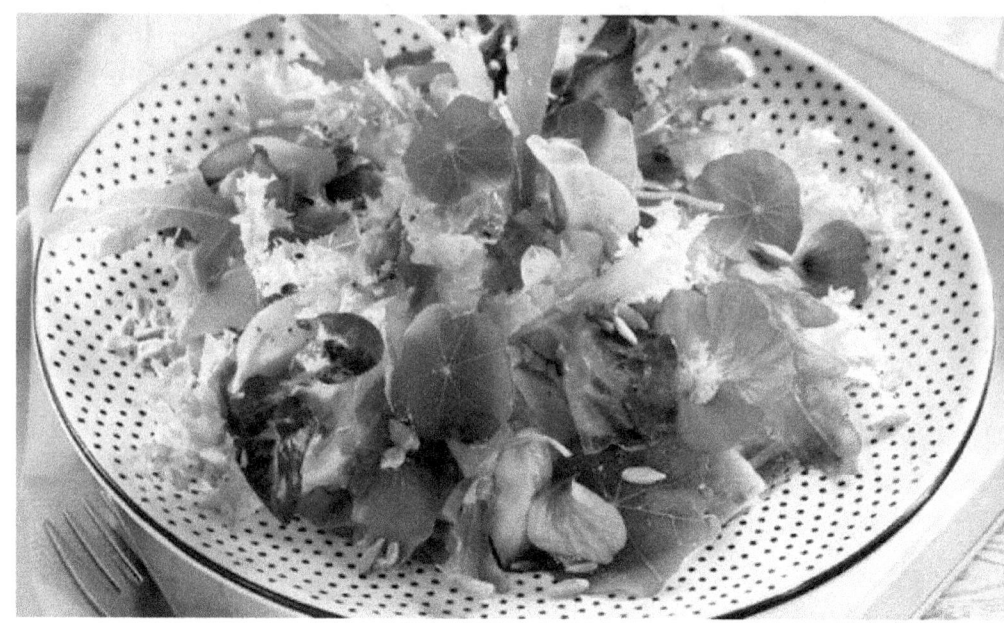

ÖSSZETEVŐK:
- 1 fej vörös saláta
- 1 csésze mag nélküli szőlő
- 8 nasturtium levél
- 16 Nasturtium virágok

VINAIGRETTE:
- 3 evőkanál salátaolaj
- 1 evőkanál fehérborecet
- 1½ teáskanál dijoni mustár
- 1 csipet fekete bors

UTASÍTÁS:
a) Mind a négy tányérra helyezzen el 5 piros salátalevelet, ¼ csésze szőlőt, 2 nasturtium levelet és 4 orsóvirágot.
b) Keverje össze a vinaigrette összes hozzávalóját egy tálban.
c) Az öntetet minden salátára egyenletesen meglocsoljuk.
d) Azonnal tálaljuk.

68. Árvácska saláta

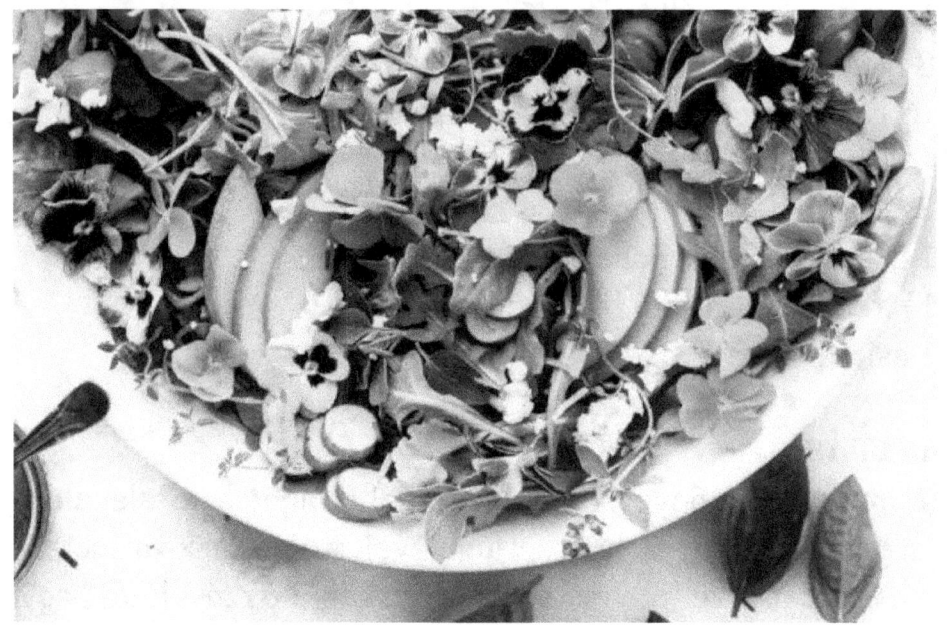

ÖSSZETEVŐK:

- 6 csésze bébi rukkola
- 1 alma, nagyon vékonyra szeletelve
- 1 sárgarépa
- $\frac{1}{4}$ vöröshagyma, nagyon vékonyra szeletelve
- egy maroknyi válogatott friss fűszernövény, például bazsalikom, oregánó, kakukkfű, csak levelek
- 2 uncia krémes kecskesajt, vegánként használjon zúzott pisztáciát
- Árvácska, szár eltávolítva

VINAIGRETTE

- $\frac{1}{4}$ csésze vérnarancs
- 3 evőkanál olívaolaj
- 3 evőkanál pezsgőecet
- csipet só

UTASÍTÁS

a) ízlése szerint állítsa be bármelyik hozzávalót.
b) A zöldeket egy széles salátástálba halmozzuk.
c) Hámozza meg és borotválja le a sárgarépát vékony csíkokra zöldséghámozóval.
d) Adjuk hozzá a zöldekhez az almaszeletekkel, a hagymával és a fűszernövényekkel együtt.
e) Felöntjük az öntettel, és a salátát kecskesajt-morzsával és árvácskával díszítjük.
f) Azonnal tálaljuk.

69. Zöld saláta ehető virágokkal

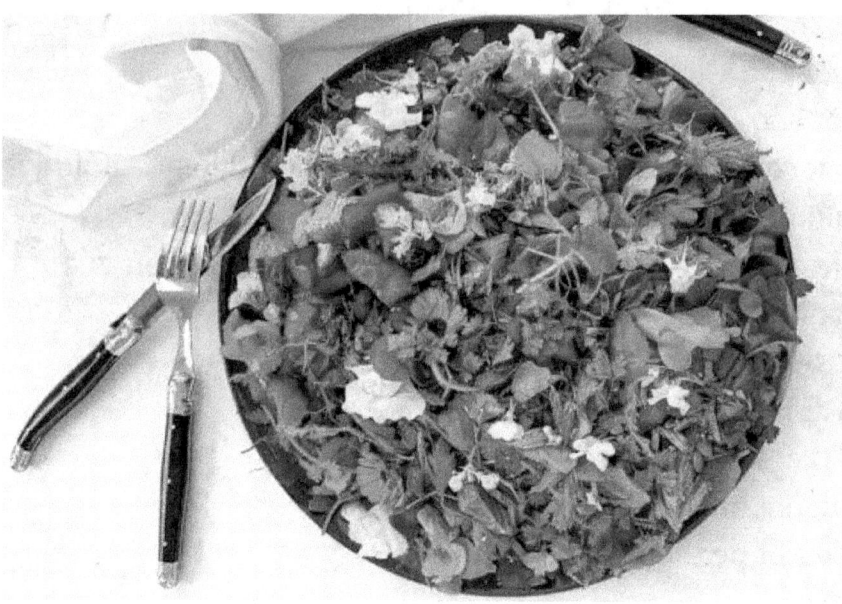

ÖSSZETEVŐK:
- 1 teáskanál vörösborecet
- 1 teáskanál dijoni mustár
- 3 evőkanál extra szűz olívaolaj
- Durva só és frissen őrölt bors
- 5 ½ uncia zsenge babasaláta zöldje
- 1 csomag nem permetezett viola vagy más ehető virág

UTASÍTÁS
a) Keverjük össze az ecetet és a mustárt egy tálban.
b) Fokozatosan beleforgatjuk az olajat, majd az öntetet sóval és borssal ízesítjük.
c) Dobd fel az öntetet zöldekkel, a tetejére pedig virágokat rakj fel. Azonnal tálaljuk.

70. Nyári saláta tofuval és ehető virágokkal

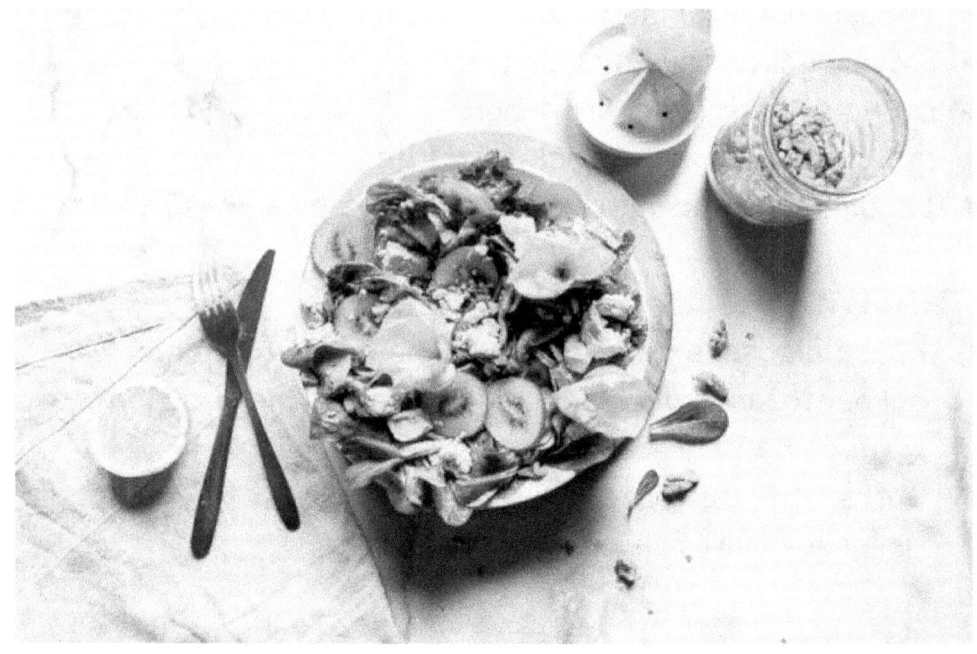

ÖSSZETEVŐK:
NYÁRI SALÁTÁHOZ:
- 2 fej vajsaláta
- 1 kiló báránysaláta
- 2 aranyszínű kivi használjon zöldet, ha nincs arany
- 1 marék ehető virág nem kötelező - ligetszépemet használtam a kertemből
- 1 marék dió
- 2 teáskanál napraforgómag opcionális
- 1 citrom

A TOFU FETÁHOZ:
- 1 blokk tofut extra keményre használtam
- 2 evőkanál almaecet
- 2 evőkanál friss citromlé
- 2 evőkanál fokhagyma por
- 2 evőkanál hagymapor
- 1 teáskanál friss vagy száraz kapor
- 1 csipet só

UTASÍTÁS
a) Az extra kemény tofut egy tálban kockákra vágjuk, hozzáadjuk a többi hozzávalót , és villával pépesítjük.
b) Zárható edénybe tesszük és pár órára hűtőbe tesszük.
c) Tálaláskor a nagyobb leveleket a nagy tál aljára helyezzük: a vajas salátát és a báránysalátát a tetejére.
d) A kivit felszeleteljük, és a salátalevelekre helyezzük.
e) A tálba szórjuk a diót és a napraforgómagot.
f) Gondosan válassza ki az ehető virágait. Finoman helyezze őket a saláta köré.

g) A tofu fetát vegyük ki a hűtőből, ekkor már bele kell tudni vágni/morzsolni. Tegyél körbe néhány nagy darabot.

h) Egy fél citrom levét locsoljuk le, a másik felét pedig tegyük le az asztalra, hogy adjunk hozzá.

RAINBOW POKE TÁLAK

71. Sárkánygyümölcs és lazac poke tál

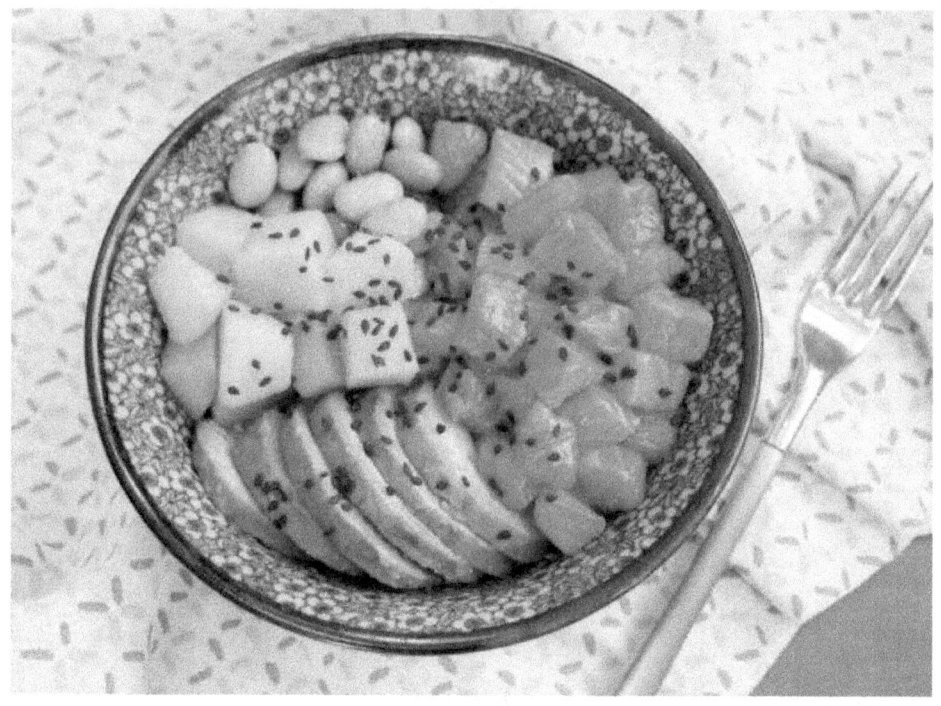

ÖSSZETEVŐK:

- 1 sárkánygyümölcs
- 1 kiló sushi minőségű lazac, kockára vágva
- ½ csésze szeletelt uborka
- ½ csésze szeletelt avokádó
- ¼ csésze szeletelt mogyoróhagyma
- 2 evőkanál szójaszósz
- 2 evőkanál rizsecet
- 1 evőkanál szezámolaj
- Só és bors ízlés szerint
- Főtt rizs, tálaláshoz

UTASÍTÁS:

a) A sárkánygyümölcsöt félbevágjuk, a húsát kikanalazzuk.
b) Egy nagy tálban keverje össze a lazacot, az uborkát, az avokádót és a mogyoróhagymát.
c) Egy külön tálban keverje össze a szójaszószt, a rizsecetet, a szezámolajat, a sót és a borsot.
d) Az öntetet a lazacos keverékhez keverjük, amíg jól össze nem áll.
e) Hajtsa bele a sárkány gyümölcshúsát.
f) Főtt rizzsel tálaljuk.

72. Hawaii Ahi Poke

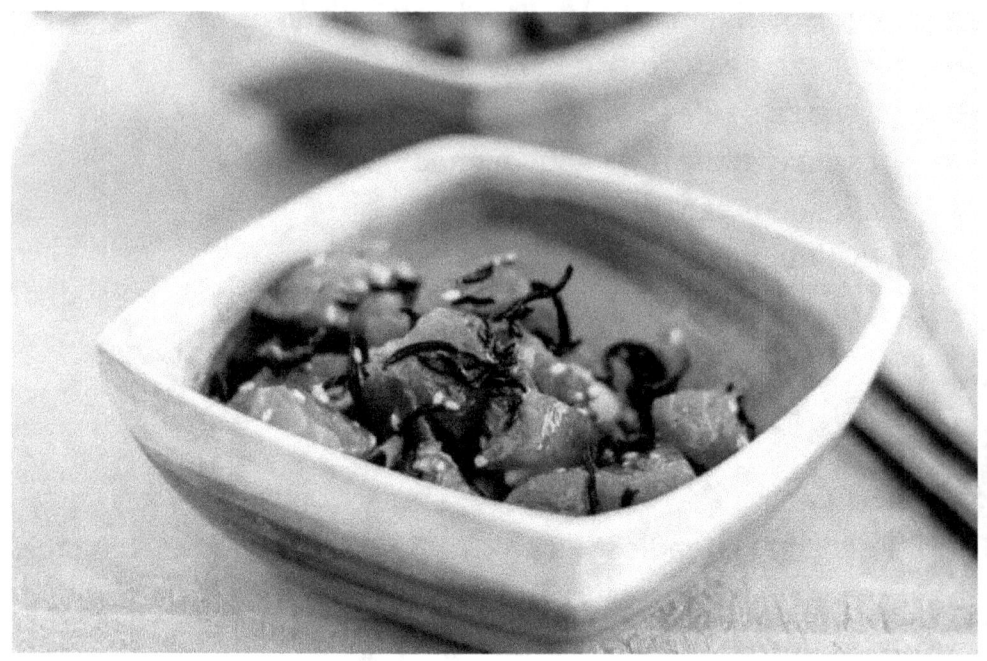

ÖSSZETEVŐK:

- 1 font ahi, 1 hüvelykes kockákra vágva
- 2 evőkanál apróra vágott zöldhagyma
- 2 evőkanál durvára vágott limu kohu
- 1 evőkanál finomra vágott édes Maui hagyma
- 1 teáskanál fahéj
- Hawaii só ízlés szerint
- Opcionális: 1-3 hawaii chili paprika, finomra vágva
- Pörkölt kukui dió, 4 uncia (113 g)
- Hawaii fehér-tengeri só a Hawaii-szigetekről, 2 font zsák

UTASÍTÁS:

a) Helyezze az ahit egy közepes vagy nagy méretű tálba.
b) Adjuk hozzá a hozzávalókat , és óvatosan keverjük össze.

73. Tuna Poke tálak mangóval

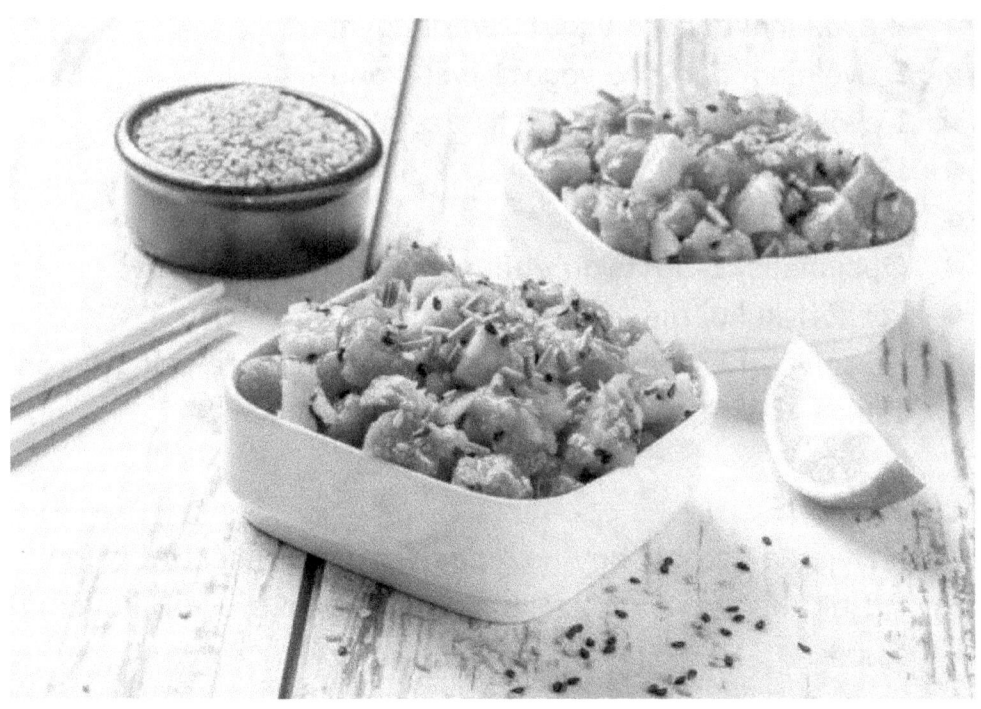

ÖSSZETEVŐK:

- 60 ml szójaszósz (¼ csésze + 2 evőkanál)
- 30 ml növényi olaj (2 evőkanál)
- 15 ml szezámolaj (1 evőkanál)
- 30 ml méz (2 evőkanál)
- 15 ml Sambal Oelek (1 evőkanál, lásd a megjegyzést)
- 2 teáskanál frissen reszelt gyömbér (lásd a megjegyzést)
- 3 medvehagyma, vékonyra szeletelve (fehér és zöld részek)
- 454 gramm sushi minőségű ahi tonhal (1 font), ¼ vagy ½ hüvelykes darabokra vágva
- 2 csésze sushi rizs, a csomagolási utasítás szerint főzve (bármilyen más rizzsel vagy gabonával helyettesítve)

VÁLASZTHATÓ FELTÉTEK:

- Szeletelt avokádó
- Szeletelt uborka
- Edamame
- Pácolt gyömbér
- Kockára vágott mangó
- Burgonya chips vagy wonton chips
- szezámmag

UTASÍTÁS:

a) Egy közepes tálban keverje össze a szójaszószt, a növényi olajat, a szezámolajat, a mézet, a Sambal Oeleket, a gyömbért és a mogyoróhagymát.

b) Adjuk hozzá a kockára vágott tonhalat a keverékhez, és keverjük össze. Hagyja a keveréket a hűtőszekrényben pácolódni legalább 15 percig, de legfeljebb 1 óráig.

c) Tálaláskor tálakba kanalazzuk a sushi rizst, a tetejére tesszük a pácolt tonhalat, és hozzáadjuk a kívánt feltéteket.
d) Lesz extra szósz a feltétekre öntéshez; oldalra tálaljuk.

74. Fűszeres Tuna Poke Bowl

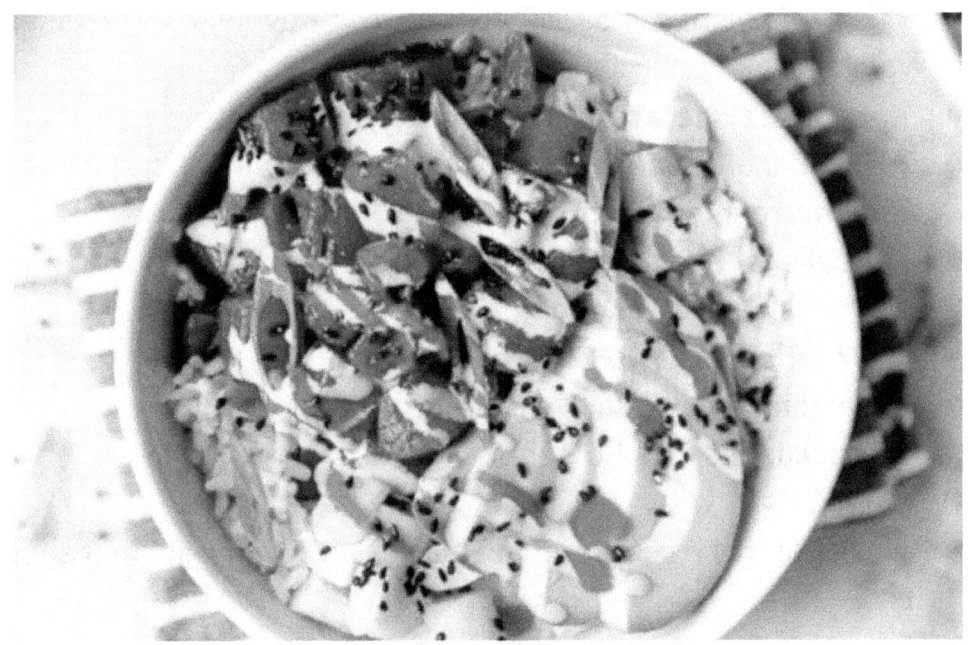

ÖSSZETEVŐK:
A TONHAL ESETÉBEN:
- 1/2 font sushi minőségű tonhal, 1/2 hüvelykes kockákra vágva
- 1/4 csésze szeletelt mogyoróhagyma
- 2 evőkanál csökkentett nátriumtartalmú szójaszósz vagy gluténmentes tamari
- 1 teáskanál szezámolaj
- 1/2 teáskanál sriracha

A FŰSZERES MAYOHOZ:
- 2 evőkanál könnyű majonéz
- 2 teáskanál sriracha szósz

A TÁLHOZ:
- 1 csésze főtt rövid szemű barna rizs vagy sushi fehér rizs
- 1 csésze uborka, meghámozva és 1/2 hüvelykes kockákra vágva
- 1/2 közepes Hass avokádó (3 uncia), szeletelve
- 2 mogyoróhagyma, felszeletelve díszítéshez
- 1 teáskanál fekete szezámmag
- Csökkentett nátriumtartalmú szója vagy gluténmentes tamari, tálaláshoz (opcionális)
- Sriracha, tálaláshoz (opcionális)

UTASÍTÁS:
a) Egy kis tálban keverjük össze a majonézt és a srirachát, kevés vízzel hígítsuk, hogy csöpögjön.
b) Egy közepes tálban keverje össze a tonhalat mogyoróhagymával, szójaszósszal, szezámolajjal és srirachával. Óvatosan keverjük össze, és tegyük félre, amíg elkészítjük a tálakat.

c) Két tálba rétegezzük a rizs felét, a tonhal felét, az avokádót, az uborkát és a mogyoróhagymát.
d) Meglocsoljuk fűszeres majonézzel és megszórjuk szezámmaggal. Ízlés szerint extra szójaszósszal tálaljuk az oldalára.
e) Élvezze ennek a kellemes Spicy Tuna Poke Bowlnak a merész és fűszeres ízeit!

75. Shoyu és fűszeres Mayo Lazac Poke Bowl

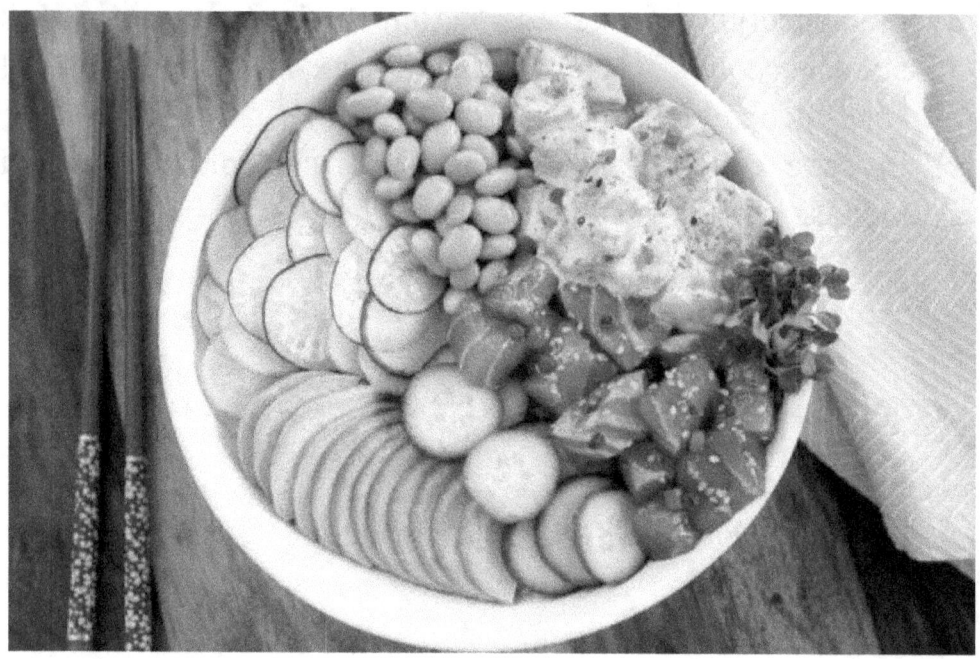

ÖSSZETEVŐK:
- 10 oz Sashimi minőségű lazac vagy tonhal, falatnyi kockákra vágva és félbevágva
- 2 adag rizs, előnyösen japán rövid szemű rizs
- Furikake fűszerezés

SHOYU PÁRÁD 5 OZ HALHOZ:
- 1 evőkanál japán szójaszósz
- $\frac{1}{2}$ teáskanál szezámolaj
- $\frac{1}{2}$ teáskanál pirított szezámmag
- 1 zöldhagyma, apróra vágva
- $\frac{1}{4}$ kis édes hagyma, vékonyra szeletelve (opcionális)

FŰSZERES MAJÓ 5 OZ HALHOZ:
- 1 evőkanál Kewpie majonéz
- 1 teáskanál édes chili szósz
- $\frac{1}{4}$ teáskanál Sriracha
- $\frac{1}{4}$ teáskanál La-Yu chili olaj vagy szezámolaj
- Egy csipet tengeri só
- 1 zöldhagyma, apróra vágva
- 1 teáskanál Tobiko, opcionális

LEGJOBB ÖTLETEK:
- Meghámozta Edamame-ot
- Avokádó
- Fűszeres rák saláta
- Japán uborka, vékonyra szeletelve
- Hínár saláta
- Retek, vékonyra szeletelve
- Masago
- Pácolt gyömbér
- Wasabi
- Ropogós sült hagyma
- Retek hajtások

- Shichimi Togarashi

UTASÍTÁS:
SHOYU Pác:
a) Egy tálban keverje össze a japán szójaszószt, a szezámolajat, a pirított szezámmagot, az apróra vágott zöldhagymát, a szeletelt édes hagymát (opcionális) és 5 oz kockára vágott lazacot.
b) Keverjük össze, és tegyük a hűtőbe, miközben előkészítjük a többi hozzávalót.

FŰSZERES MAJÓ:
c) Egy tálban keverje össze a Kewpie majonézt, az édes chili szószt, a Sriracha-t, a La-Yu chili olajat, egy csipet tengeri sót, az apróra vágott zöldhagymát. Ízlés szerint állítsa be a fűszerek szintjét úgy, hogy kívánság szerint adjon hozzá több Sriracha-t. Adjunk hozzá 5 uncia kockára vágott lazacot, keverjük össze, és tegyük be a hűtőszekrénybe.

ÖSSZESZERELÉS:
d) Helyezze a rizst két tálba, szórja meg Furikake fűszerezéssel.
e) Kiváló rizstálak Shoyu lazaccal, fűszeres Mayo lazaccal, uborkával, avokádóval, retekkel, edamame-mal és bármilyen más kedvelt feltéttel.

76. Kaliforniai rákpoke tálak

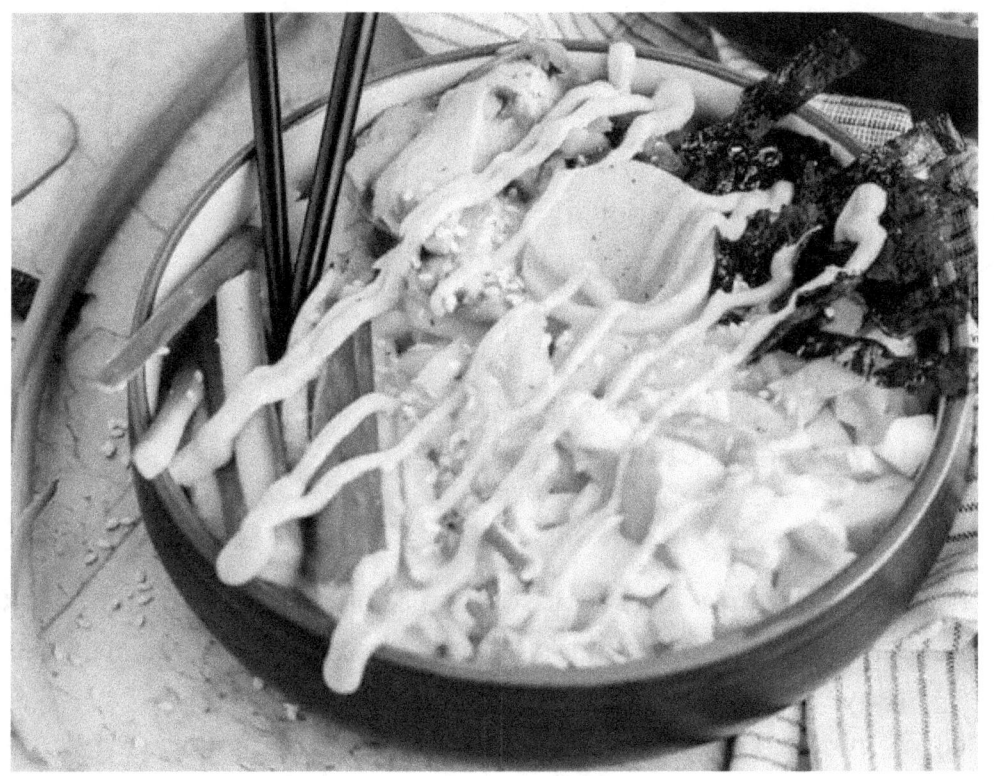

ÖSSZETEVŐK:

- 2 csésze basmati vagy jázmin rizs
- 1 snack csomag sült hínár csíkok
- 1 csésze rákhús utánzat
- ½ mangó
- ½ avokádó
- ½ csésze angol uborka
- ¼ csésze jalapeño, kockára vágva
- 4 evőkanál fűszeres majonéz
- 3 evőkanál rizsecet
- 2 evőkanál balzsammáz
- 1 evőkanál szezámmag

UTASÍTÁS:

a) Főzzük meg a rizst a csomagoláson található utasítások szerint. Ha megfőtt, keverje hozzá a rizsecetet, és tegye a tálba.
b) A mangót és a zöldségeket nagyon apróra vágjuk. A jalapenót szeleteljük fel a fűszeres ropogóshoz. A rizs tetejére rétegezzük őket.
c) Tegye a tálba a finomra vágott rákhúsutánzatot.
d) Csorgassunk fűszeres majonézt és balzsammázat a tálra, hogy még ízesebbé tegyük. A tetejére szezámmagot és hínárcsíkokat teszünk.
e) Élvezd!

77. Fűszeres rák poke tálak

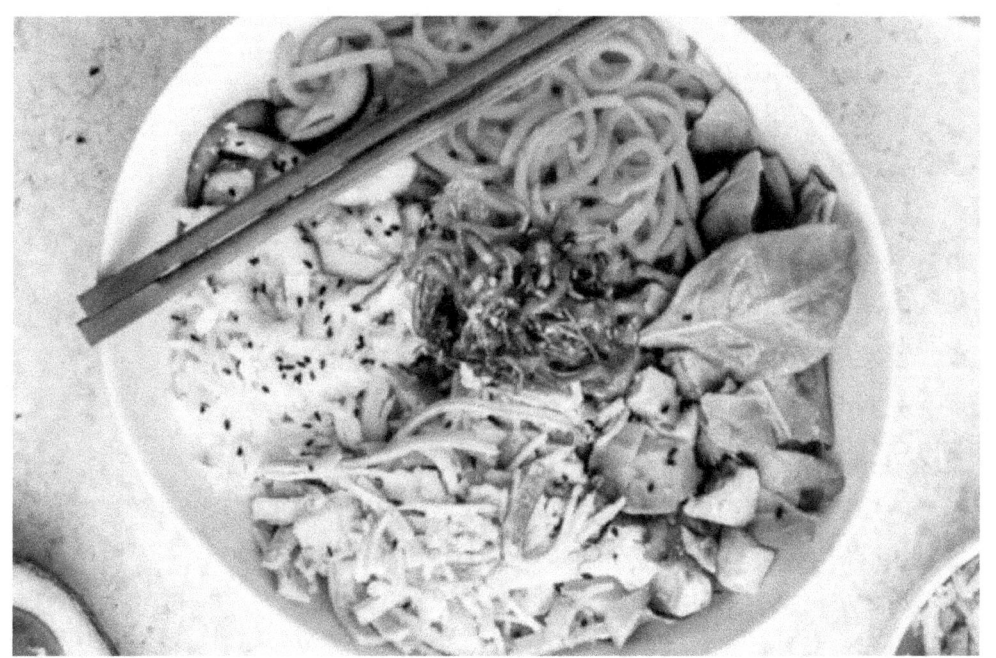

ÖSSZETEVŐK:
SUSHI RIZS:
- 1 csésze rövid szemű sushi rizs
- 2 evőkanál rizsecet
- 1 teáskanál cukor

POKE BOWL SZÓSZ:
- 1 evőkanál barna cukor
- 3 evőkanál mirin
- 2 evőkanál rizsecet
- 3 evőkanál szójaszósz
- ¼ teáskanál kukoricakeményítő

FŰSZERES RÁK SALÁTA:
- 8 uncia rákhús utánzat, aprítva vagy apróra vágva
- ⅓ csésze majonéz (japán stílusú, ha elérhető)
- 2 evőkanál sriracha, többé-kevésbé ízlés szerint

POKE BOWLS (HASZNÁLJON OLYANT, AMELYIK TETSZIK):
- Hínár saláta
- Szeletelt mogyoróhagyma
- Szeletelt uborka
- Julienne sárgarépa
- Kockára vágott avokádó
- Friss spenót levelek
- Pácolt daikon vagy más japán savanyúság
- szezámolaj
- szezámmag

UTASÍTÁS:
SUSHI RIZS ELKÉSZÍTÉSE:
a) Főzzük meg a sushi rizst a csomagoláson található utasítások szerint. Ha megfőtt, szórjuk bele a

rizsecetet és a cukrot. Óvatosan keverjük össze. Hagyja kicsit kihűlni a rizst.

POKE BOWL SZÓSZ ELKÉSZÍTÉSE:

b) Egy hideg serpenyőben keverjük össze a barna cukrot, a mirint, a rizsecetet, a szójaszószt és a kukoricakeményítőt. A mártást közepes lángon felforrósítjuk, lassú tűzön felforraljuk, és egy percig pároljuk. A folyamat során keverje meg. Kapcsolja ki a hőt, és hagyja kihűlni a szószt, miközben elkészíti a többi hozzávalót.

FŰSZERES RÁKSALÁTA KÉSZÍTÉSE:

c) Egy tálban keverje össze a rákhúst, a majonézt és a srirachát. A srirachát vagy a majonézt ízlés szerint alakítsa.

d) Hűtőbe tesszük felhasználásig.

POKE TÁLAK ÖSSZEÁLLÍTÁSA:

e) Készítsen alapot rizzsel és/vagy friss spenóttal sekély tálkákban. A tetejére csípős rákot és további tetszés szerinti feltéteket teszünk.

f) Az összeállított tálkákat az elkészített poke szósszal leöntjük. Adjon hozzá egy csipet szezámolajat, és szórja meg a szezámmagot a további íz érdekében.

g) Azonnal tálaljuk hideg alapanyagokkal meleg rizs mellé. Élvezze a fűszeres rák, sushi rizs és az édes szójapoke tál szósz elragadó keverékét!

78. Krémes Sriracha Shrimp Poke tálak

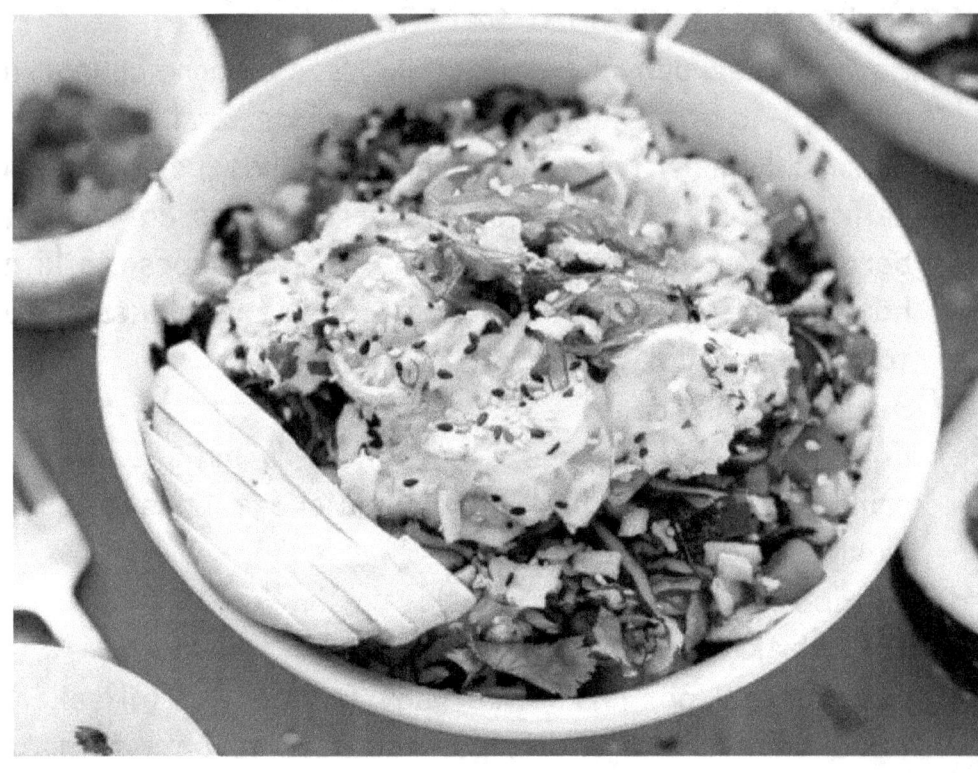

ÖSSZETEVŐK:
A POKE BOWLOKHOZ:
- 1 lb főtt garnélarák
- 1 nori lap csíkokra vágva
- 1 avokádó, szeletelve
- 1 csomag hínár saláta
- 1/2 pirospaprika, kockára vágva
- 1/2 csésze vörös káposzta, vékonyra szeletelve
- 1/3 csésze koriander, apróra vágva
- 2 evőkanál szezámmag
- 2 evőkanál wonton csík

SUSHI RIZSHEZ:
- 1 csésze főtt sushi rizs (kb. 1/2 csésze száraz – a víz mennyiségét lásd a csomagoláson, általában 1 1/2 csésze)
- 2 evőkanál cukor
- 2 evőkanál rizsborecet

A KRÉMES SRIRACHA SZÓSZHOZ:
- 1 evőkanál sriracha
- 1/2 csésze tejföl

A CITROMFŰ KUKORICÁHOZ:
- 1/2 csésze kukorica
- 1/2 szár citromfű, vékonyra szeletelve
- 1 gerezd fokhagyma, felaprítva
- 1 evőkanál szójaszósz

UTASÍTÁS:
SUSHI RIZS ELKÉSZÍTÉSE:
a) A sushi rizst főzzük rizsfőzőben vagy a csomagoláson található utasítások szerint. A főzés befejeztével adjunk hozzá cukrot és rizsecetet, és forgassuk be.

Tejszínes Sriracha szósz:
b) Keverjük össze a srirachát és a tejfölt. Dobjunk garnélarákot ebben a szószban. Használjon előfőzött garnélarákot, vagy olvassa ki a fagyasztott nyers garnélarákot, és forralja vízben 2-3 percig.

Citromfű kukorica:
c) A kukoricát, a szójaszószt, a fokhagymát és a citromfüvet közepesen magas lángon 5-6 percig kevergetve pirítjuk, amíg megpuhul.

POKE TÁLAK ÖSSZEÁLLÍTÁSA:
d) Minden edénybe adjon sushi rizst, majd tegyen rá garnélarákot és minden egyéb feltétet, beleértve a nori csíkokat, avokádó szeleteket, alga salátát, kockára vágott pirospaprikát, vékonyra szeletelt vörös káposztát, koriandert, szezámmagot és wonton csíkokat.
e) Keverje össze mindent a tálban, ügyelve arra, hogy a krémes sriracha bevonatú garnélarák egyenletesen eloszlassa.

79. Fish és Wasabi Poke Bowl

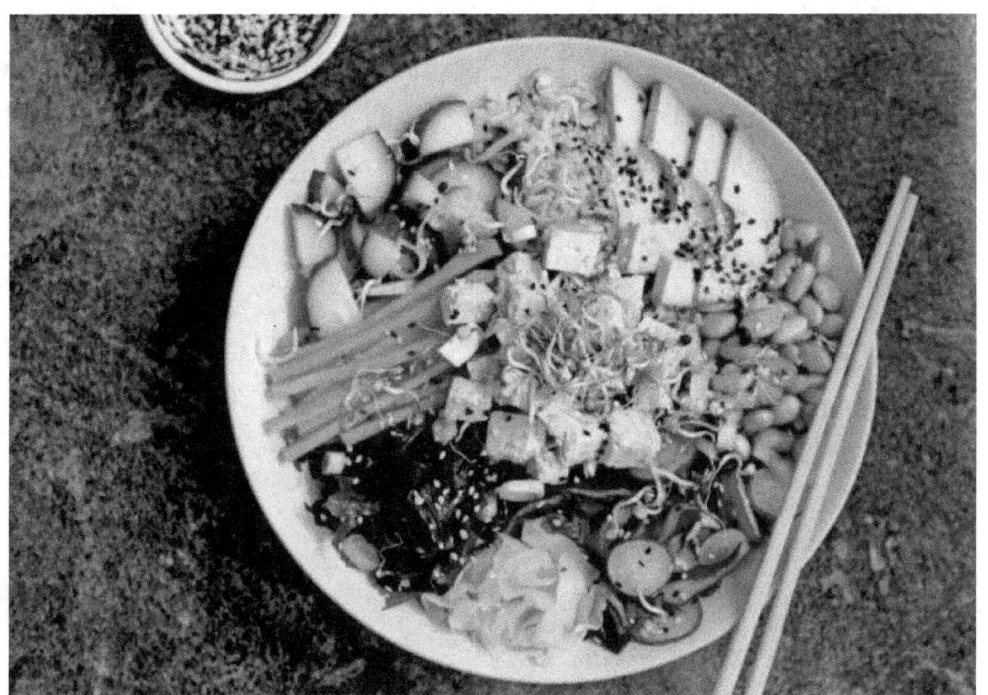

ÖSSZETEVŐK:
A HALAKHOZ:
- 1 filé lazac vagy tonhal (bizonyosodjon meg arról, hogy sashimi/sushi minőségű – nyersen is biztonságosan fogyasztható!), vagy használjon füstölt lazacot, főtt csirkét, garnélarákot stb.
- ⅓ csésze kókusz aminosav
- ¼ csésze megfelelő narancslé
- Megfelelő Wasabi
- 1 csomag (2 evőkanál) Tessemae's Avocado Ranch dressing

A TÁLHOZ:
- Karfiol rizs (főtt vagy nyersen)
- Kockára vágott uborka
- Kockára vágott mangó
- Kockára vágott ananász
- Kockára vágott vöröshagyma
- Zöld hagyma
- Aprított sárgarépa
- Snap Peas
- A lehetőségek és a sokoldalúság végtelen!

UTASÍTÁS:
A HAL ELKÉSZÍTÉSE:
a) Fillezze ki a halat, ha még nem tette meg.
b) A halat apró kockákra vágjuk.

KÉSZÍTSÜK EL A PÁRCÁT:
c) Egy kis tálban keverje össze a kókusz aminosavakat, a narancslevet, a wasabit és a Tessemae's Avocado Ranch dressinget.
d) Pácold ebben a keverékben a halkockákat 10-15 percig.

A tál összeállítása:
e) Használjon annyi vagy kevés gyümölcsöt és zöldséget, amennyit csak szeretne. Ez a te pocked tál!
f) Egy tálban összekeverjük a karfiol rizst, a kockára vágott uborkát, a kockára vágott mangót, a kockára vágott ananászt, a felkockázott lilahagymát, a zöldhagymát, a felaprított sárgarépát és a borsót.
g) Óvatosan helyezze a pácolt halkockákat az összeállított zöldségekre és a karfiol rizsre.

80.Keto fűszeres Ahi Tuna Poke Bowl

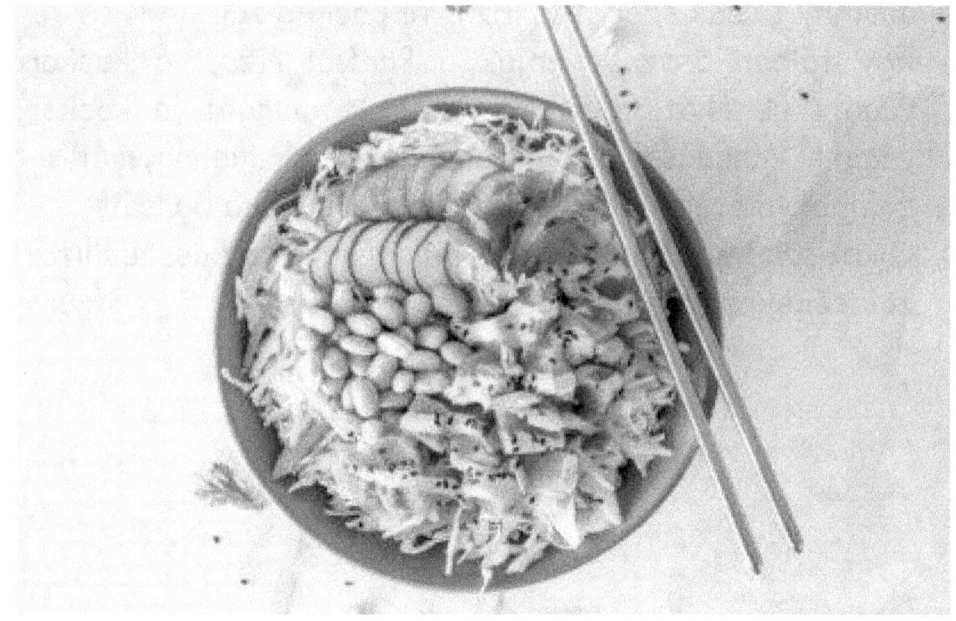

ÖSSZETEVŐK:
- 1 kilós Ahi Tuna Poke Kit a Vital Choice-tól
- 1 adag ázsiai édes és fűszeres majonéz (recept lent)

VÁLASZTHATÓ FELTÉTEK ÉS KÖRETEK:
- Karfiol rizs
- Nulla szénhidrát rizs
- Szerves héjú edamame
- Reszelt káposzta
- Aprított sárgarépa
- Fermentált sárgarépa
- Pácolt gomba
- Édes hagyma
- Avokádó
- Szeletelt zöldhagyma
- Fekete szezámmag
- Uborka
- Retek
- koriander

UTASÍTÁS:
KÉSZÍTSÜK EL AZ ÁZSIAI Édes-CSÍPES MAJÓT:
a) Egy kis tálban készítsen egy adag ázsiai édes és fűszeres majonézt a mellékelt recept szerint. Félretesz, mellőz.

A POKE BOWL ÖSSZEÁLLÍTÁSA:
b) A tetszőleges feltéteket és köreteket egy tálba rendezzük.
c) Helyezze a kockára vágott sushi minőségű tonhalat (az Ahi Tuna Poke Kit-ből) a tálban lévő hozzávalókra.
d) Öntsük az ázsiai édes és fűszeres Mayo szószt a poke tál tetejére.

81. Lazac és Kimchi Mayo Poke -kal

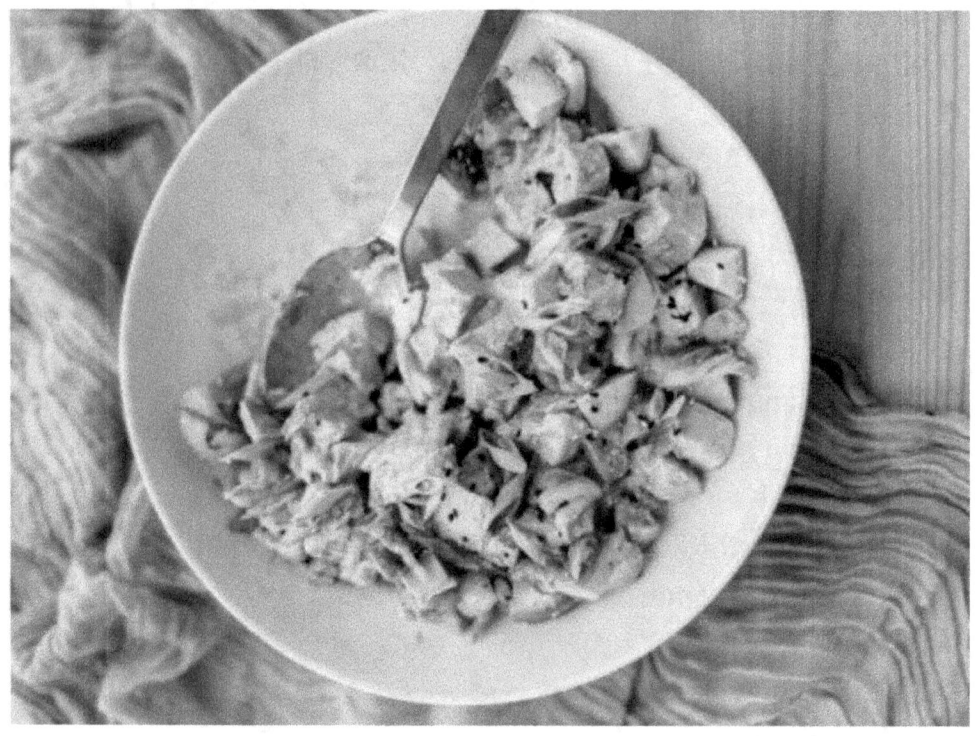

ÖSSZETEVŐK:

- 2 tk. szója szósz
- 1 tk. reszelt friss gyömbér
- 1/2 tk. finomra vágott fokhagyma
- 1 font lazac, 3/4 hüvelykes darabokra vágva
- 1 tk. pirított szezámolaj
- 1/2 c apróra vágott kimchi
- 1/2 c. vékonyra szeletelt mogyoróhagyma (csak zöld részek)
- Sózzon két kulcsot

UTASÍTÁS:

a) Egy kis tálban keverjük össze a szójaszószt, a gyömbért és a fokhagymát. Keverjük össze, és hagyjuk állni a gyömbért és a fokhagymát körülbelül 5 percig, hogy megpuhuljanak.

b) Egy közepes tálban dobd meg a lazacot a szezámolajjal, amíg egyenletesen bevonat nem lesz – ez megakadályozza, hogy a kimchiben lévő savak "főzzék" a halat. Adjuk hozzá a kimchit, a mogyoróhagymát és a szójaszósz keveréket.

c) Óvatosan hajtsa össze, amíg alaposan össze nem keveredik. Kóstolja meg, és szükség szerint adjon hozzá sót; ha a kimchi már jól be van fűszerezve, lehet, hogy nem kell só.

d) Azonnal tálaljuk, vagy szorosan letakarva tegyük hűtőbe akár egy napig. Ha hagyjuk pácolódni, közvetlenül tálalás előtt kóstoljuk meg újra; lehet ízesíteni kell egy csipet sóval.

82. Kimchi Lazac Poke

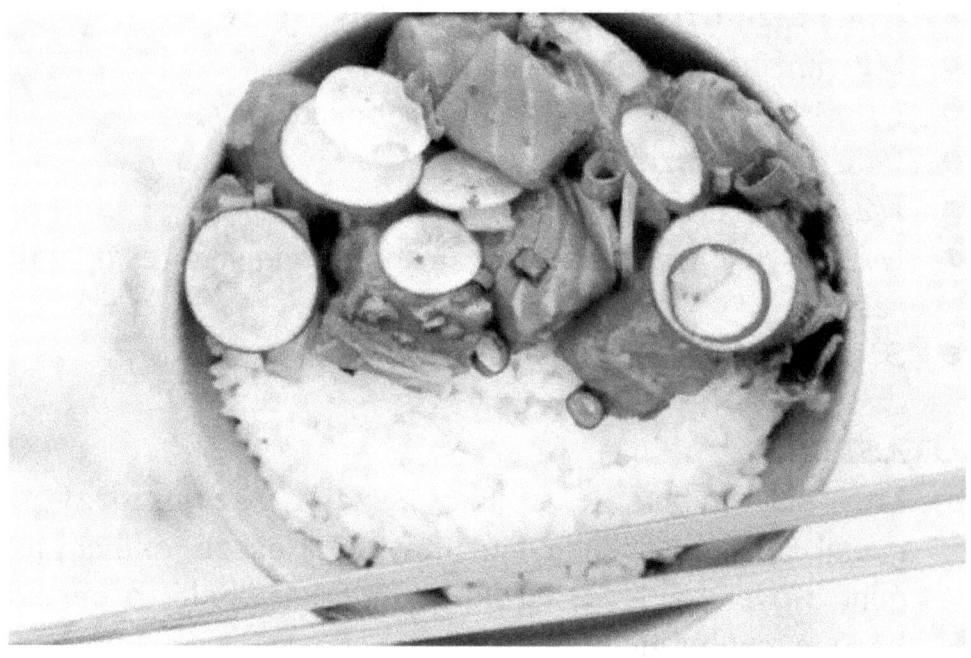

ÖSSZETEVŐK:

- 2 tk. szója szósz
- 1 tk. reszelt friss gyömbér
- 1/2 tk. finomra vágott fokhagyma
- 1 font lazac, 3/4 hüvelykes darabokra vágva
- 1 tk. pirított szezámolaj
- 1/2 c apróra vágott kimchi
- 1/2 c. vékonyra szeletelt mogyoróhagyma (csak zöld részek)
- Sózzon két kulcsot

UTASÍTÁS:

a) Egy kis tálban keverjük össze a szójaszószt, a reszelt friss gyömbért és a darált fokhagymát. Keverjük össze, és hagyjuk állni a gyömbért és a fokhagymát körülbelül 5 percig, hogy megpuhuljanak.

b) Egy közepes tálban dobd meg a lazacot pirított szezámolajjal, amíg egyenletesen bevonat nem lesz. Ez megakadályozza, hogy a kimchiben lévő savasság "főzze" a halat.

c) Adja hozzá az apróra vágott kimchit, a vékonyra szeletelt mogyoróhagymát és a szójaszószos keveréket a lazacos tálba. Óvatosan hajtsa össze, amíg alaposan össze nem keveredik.

d) Kóstoljuk meg a pogácsát, és szükség szerint sózzuk. Ha a kimchi már jól be van fűszerezve, akkor lehet, hogy nem kell további só.

e) Azonnal tálaljuk, vagy szorosan letakarva tegyük hűtőbe akár egy napig. Pácolás esetén közvetlenül tálalás előtt kóstoljuk meg újra, és ha szükséges, sózzuk.

83. Sült Tonhal Poke tálak

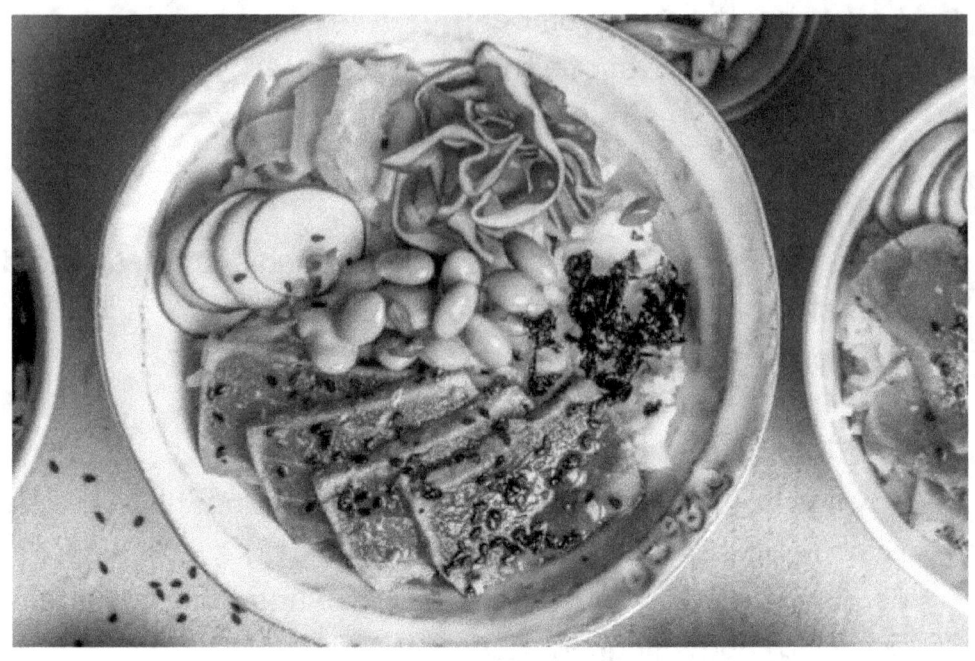

ÖSSZETEVŐK:
A BÖKÉSÉRT
- 1 kilós Irresistibles sült tonhal és tataki
- Főtt fehér rizs tálaláshoz piszkáld

A PÁRCÁHOZ
- ¼ csésze édes hagyma, vékonyra szeletelve
- 1 mogyoróhagyma ferdén szeletelve (kb. ¼ csésze) és még több a díszítéshez
- 2 gerezd fokhagyma, felaprítva
- 2 teáskanál fekete szezámmag pirítva és még több a díszítéshez
- 2 teáskanál kesudió (pörkölt és sózatlan), apróra vágva és pirítva
- 1 piros chili apróra vágva és még több a díszítéshez
- 3 evőkanál szójaszósz
- 2 evőkanál szezámolaj
- 2 tk rizsecet
- 1 tk lime lé
- 1 evőkanál sriracha és még több a tálaláshoz
- ¼ teáskanál tengeri só
- ½ teáskanál pirospaprika pehely (elhagyható)

EXTRA KÖRETÉSI LEHETŐSÉGEK
- Szeletelt uborka
- Szeletelt retek
- Szeletelt káposzta
- Hínár pehely
- Apróra vágott avokádó
- Edamame

UTASÍTÁS:

a) összekeverjük a pác összes hozzávalóját , hozzáadjuk a megpirított tonhalszeleteket, és óvatosan összeforgatjuk, hogy bevonja.
b) Fedjük le és tegyük hűtőbe 10-30 percre.
c) Vegyük ki a hűtőszekrényből, és tálaljuk fehér rizságyon, tetszőleges körettel és egy csípős szósszal/srirachával az oldalára.

SZIVÁRVÁNYOS SUSHI TÁLAK

84. Narancssárga Sushi csészék

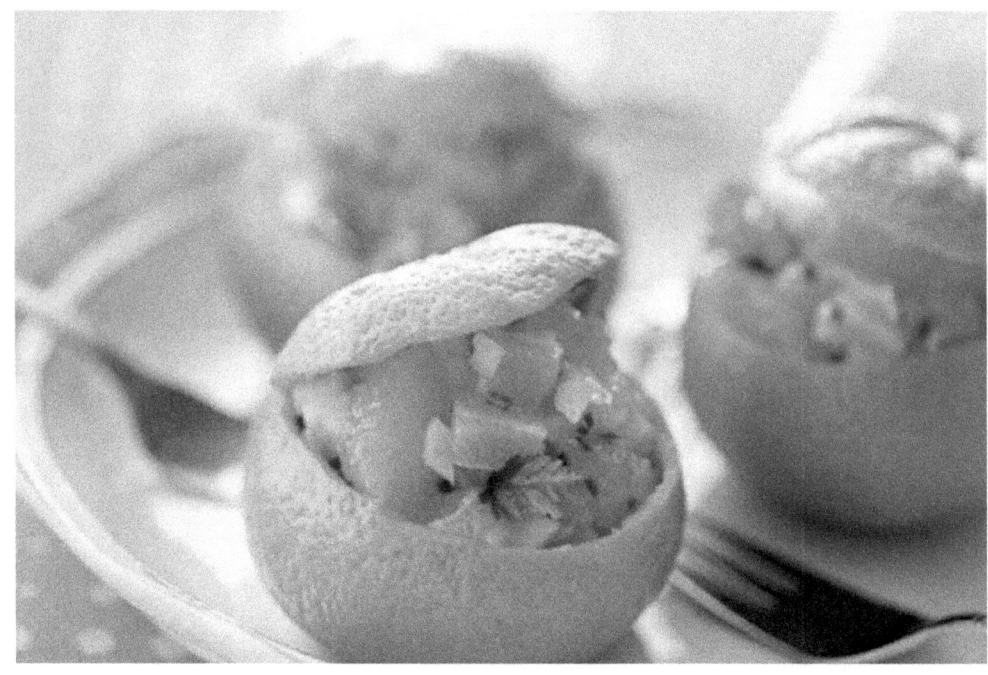

ÖSSZETEVŐK:

- 1 csésze elkészített hagyományos sushi rizs
- 2 mag nélküli köldöknarancs
- 2 teáskanál szedett szilvamassza
- 2 teáskanál pirított szezámmag
- 4 nagy shiso levél vagy bazsalikomlevél
- 4 teáskanál darált zöldhagyma, csak zöld részek
- 4 rákbot utánzat, játékstílus
- 1 lap nori

UTASÍTÁS:

a) Készítse elő a sushi rizst.
b) A narancsokat keresztben félbevágjuk. Távolítson el egy-egy apró szeletet mindegyik fél aljáról, hogy mindegyik laposan üljön a vágódeszkára. Egy kanál segítségével távolítsa el a belső részeket mindegyik feléből. Tartsa fenn az esetleges gyümölcsleveket, pépet és szeleteket más felhasználásra, például a ponzu szószra.
c) Mártsa be az ujjbegyét vízbe, és tegyen körülbelül 2 evőkanál elkészített sushi rizst minden narancsos tálba.
d) A rizsre kenjük ½ teáskanálnyi savanyított szilvapürét. Adjon hozzá további 2 evőkanál rizst minden tálhoz. Szórjon ½ teáskanál pirított szezámmagot a rizsre.
e) Helyezzen egy shiso levelet minden tál sarkába. Minden tálban halmozzon fel 1 teáskanál zöldhagymát a shiso levelek elé. Vegyük a rákrudautánzatokat, és dörzsöljük a tenyereink között, hogy aprítsuk, vagy egy késsel vágjuk fel. Halmozzon egy-egy rúdnyi rákot minden tál tetejére.

f) Tálaláskor a norit késsel gyufaszálra vágjuk. Minden tál tetejére tegyen néhány nori-reszeléket. Szójaszósszal tálaljuk.

85. Stir-Fry Sushi Bowl

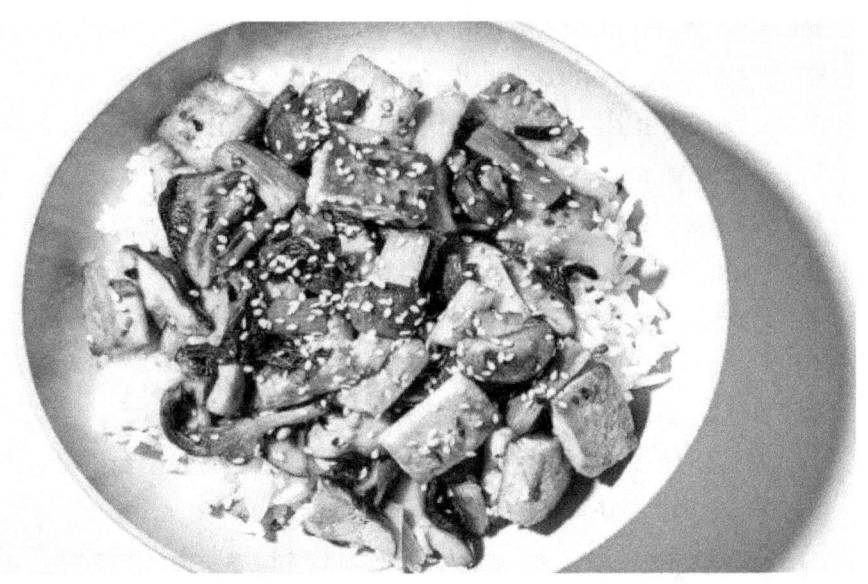

ÖSSZETEVŐK:
- 1½ csésze sushi rizs
- 4 nagy vajas salátalevél
- ½ csésze pörkölt földimogyoró, durvára vágva
- 4 teáskanál darált zöldhagyma, csak zöld részek
- 4 nagy shiitake gomba, szárát eltávolítva és vékonyra szeletelve
- Fűszeres tofu mix
- ½ sárgarépa, spirálisan vágva vagy aprítva

UTASÍTÁS:
a) Készítse elő a sushi rizs és fűszeres tofu keveréket.
b) A vajas saláta leveleket egy tálalótálcára helyezzük.
c) Keverje össze az elkészített sushi rizst, a pörkölt földimogyorót, a darált zöldhagymát és a shiitake gombaszeleteket egy közepes tálban.
d) Osszuk el a kevert rizst a salátás „tálak" között.
e) Finoman csomagolja be a rizst a salátatálba.
f) Osszuk el a fűszeres tofu keveréket a salátatálak között.
g) Mindegyik tetejére tegyen néhány sárgarépa örvényt vagy reszeléket.
h) Tálaljuk a rántott tálakat édesített szójasziruppal.

86. Tojás, sajt és zöldbab sushi tál

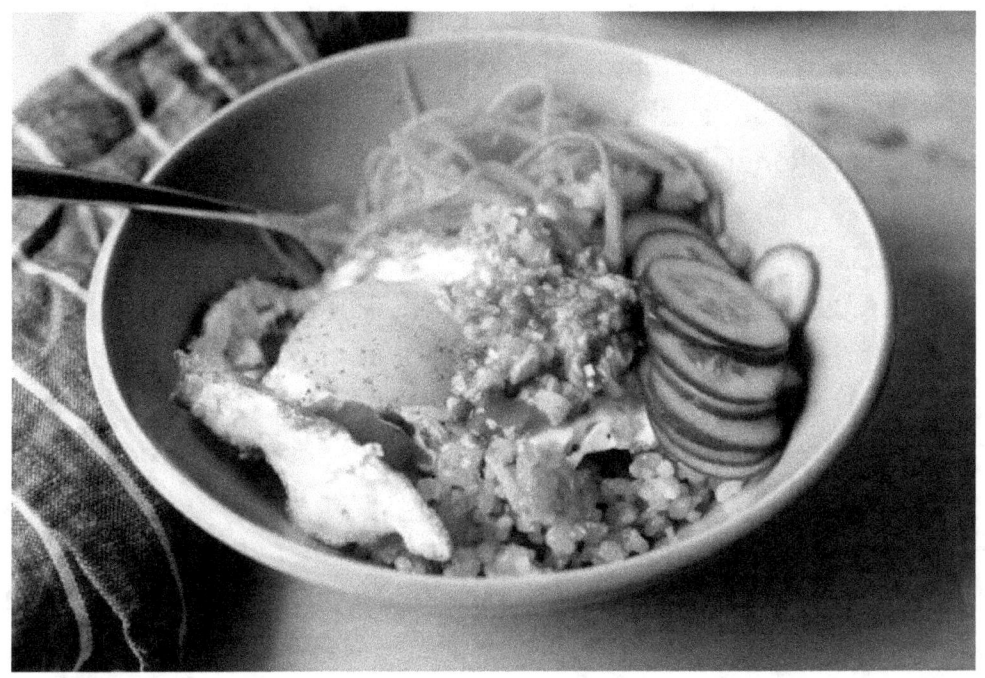

ÖSSZETEVŐK:

- $1\frac{1}{2}$ csésze elkészített hagyományos sushi rizs
- 10 zöldbab, blansírozva és csíkokra vágva
- 1 japán omlett lap, kockákra vágva
- 4 evőkanál kecskesajt, morzsolva
- 2 teáskanál darált zöldhagyma, csak zöld részek

UTASÍTÁS:

a) Készítse elő a sushi rizst és a japán omlettlapot.
b) Nedvesítse meg az ujjbegyét, mielőtt minden tálba $\frac{3}{4}$ csésze sushi rizst adna.
c) Óvatosan simítsa el a rizs felületét minden tálban.
d) Oszd el a zöldbabot, az omlett tojásreszeléket és a kecskesajtot a 2 tál között tetszetős mintázatban.
e) Tálaláskor szórjunk 1 teáskanál zöldhagymát minden tálba.

87. Barack Sushi Bowl

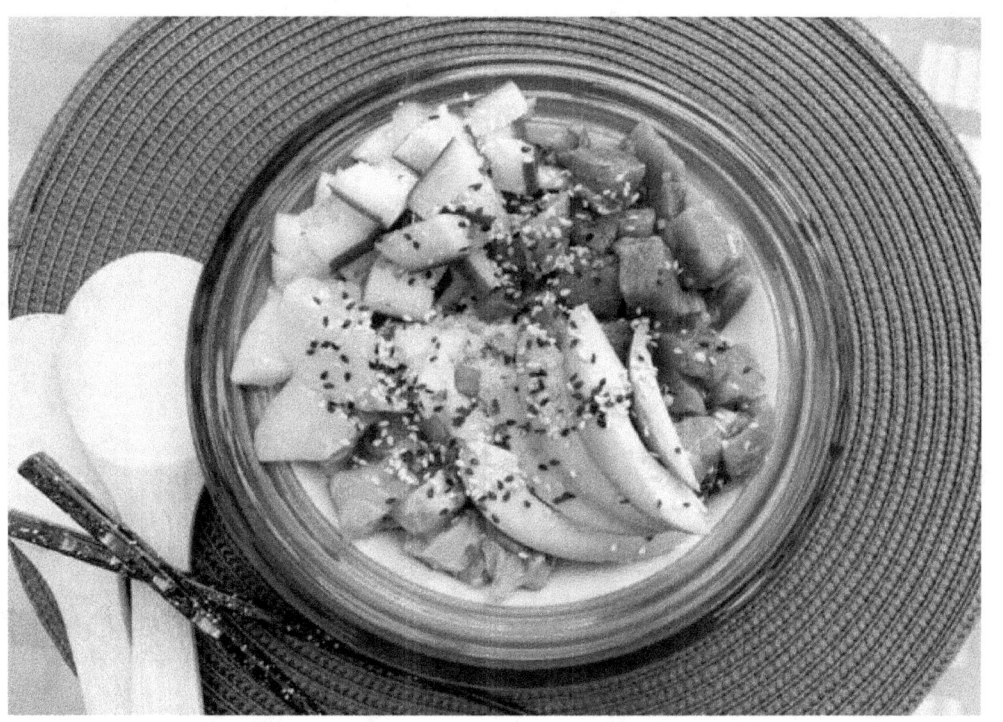

ÖSSZETEVŐK:

- 2 csésze elkészített hagyományos sushi rizs
- 1 nagy őszibarack kimagozva és 12 szeletre vágva
- ½ csésze Sushi rizsöntet
- ½ teáskanál fokhagymás chili szósz
- Sötét szezámolaj csepp
- 1 csokor vízitorma, vastag szárát eltávolítjuk

OPCIONÁLIS FELTÉTELEK

- Avokádó
- Lazac
- Tonhal

UTASÍTÁS:

a) Készítse elő a sushi rizst és az extra sushi rizs öntetet.
b) Tegye az őszibarackszeleteket egy közepes tálba. Adjuk hozzá a Sushi rizsöntetet, a fokhagymás chili szószt és a sötét szezámolajat.
c) Az őszibarackot jó alaposan beleforgatjuk a pácba, mielőtt lefedjük.
d) Hagyja az őszibarackot szobahőmérsékleten állni a pácban legalább 30 percig, de legfeljebb 1 óráig.
e) Nedvesítse meg az ujjbegyét, mielőtt ½ csésze elkészített sushi rizst helyezne mindegyik tálba.
f) Finoman simítsa el a rizs felületét.
g) Ossza el egyenletesen a feltéteket tetszetős mintázatban az egyes edények tetején, így adagonként 3 barackszeletet hagyhat.
h) Tálaljuk villával és mártáshoz szójaszósszal.

88. Ratatouille Sushi Bowl

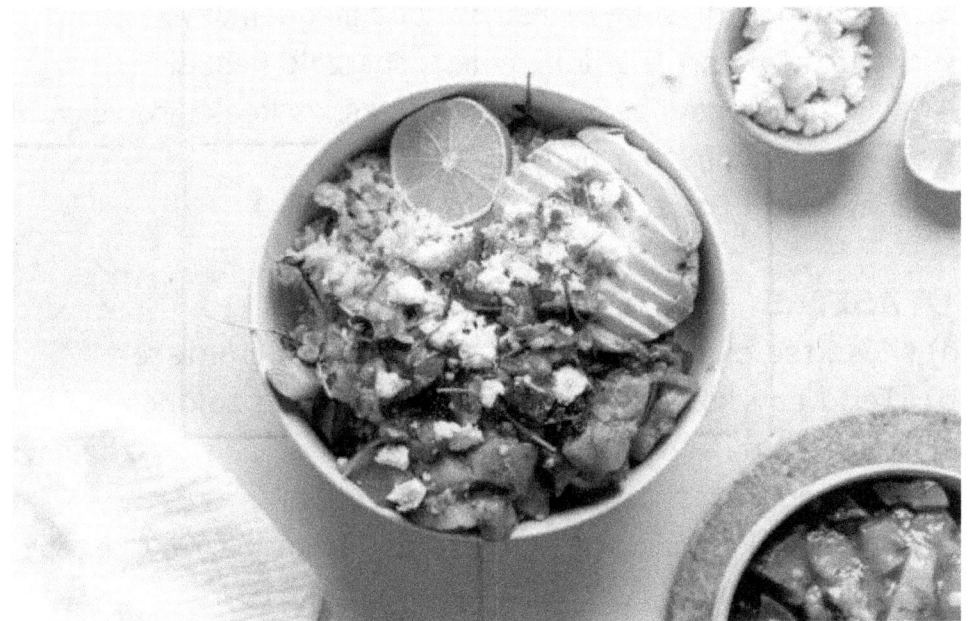

ÖSSZETEVŐK:

- 2 csésze elkészített hagyományos sushi rizs
- 4 nagy paradicsom, blansírozva és meghámozva
- 1 evőkanál darált zöldhagyma, csak zöld részek
- $\frac{1}{2}$ kis japán padlizsán, megpirítva és kis kockákra vágva
- 4 evőkanál pirított hagyma
- 2 evőkanál Szezám tésztaöntet

UTASÍTÁS:

a) Készítse el a sushi rizs és szezám tészta öntetet.
b) Tedd egy közepes tálba a sushi rizst, a zöldhagymát, a padlizsánt, a sült hagymát és a szezámos tésztaöntetet, és jól keverd össze.
c) Mindegyik paradicsom tetejét levágjuk, a közepét kikanalazzuk.
d) Minden paradicsomos tálba kanalazzon $\frac{1}{2}$ csésze kevert sushi rizs keveréket.
e) A kanál hátuljával finoman lapítsa el a rizst.
f) A paradicsomos tálakat villával tálaljuk.

89. Ropogós sült tofu sushi tál

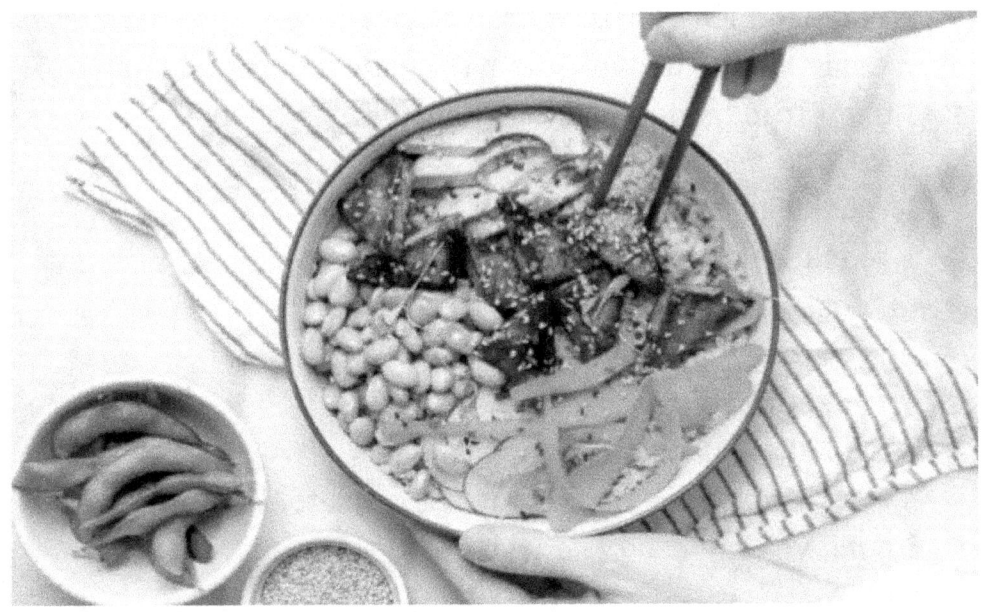

ÖSSZETEVŐK:

- 4 csésze elkészített hagyományos sushi rizs
- 6 uncia kemény tofu, vastag szeletekre vágva
- 2 evőkanál burgonyakeményítő vagy kukoricakeményítő
- 1 nagy tojásfehérje, 1 teáskanál vízzel elkeverve
- ½ csésze zsemlemorzsa
- 1 teáskanál sötét szezámolaj
- 1 teáskanál étolaj
- ½ teáskanál só
- Egy sárgarépa, 4 gyufaszálra vágva
- ½ avokádó, vékony szeletekre vágva
- 4 evőkanál kukoricaszem, főzve
- 4 teáskanál darált zöldhagyma, csak zöld részek
- 1 nori, vékony csíkokra vágva

UTASÍTÁS:

a) Készítse elő a sushi rizst.
b) Szendvicsezze a szeleteket papírtörlő rétegek vagy tiszta konyharuhák közé, és tegyen rájuk egy vastag tálat.
c) Hagyja a tofuszeleteket legalább 10 percig lecsepegni.
d) Melegítse elő a sütőt 375 °F-ra.
e) A lecsepegtetett tofuszeleteket beleforgatjuk a burgonyakeményítőbe.
f) Tegye a szeleteket a tojásfehérje keverékbe, és forgassa be őket.
g) Keverje össze a pankót, a sötét szezámolajat, a sót és az étolajat egy közepes tálban.
h) Enyhén nyomjon a panko keverékből valamennyi tofuszeletre.
i) Sütőpapírral bélelt tepsire tesszük a szeleteket.

j) 10 percig sütjük, majd megfordítjuk a szeleteket.
k) Süssük további 10 percig, vagy amíg a panko bevonat ropogós és aranybarna nem lesz.
l) Vegye ki a szeleteket a sütőből, és hagyja kissé kihűlni.
m) Gyűjts össze 4 kis adagolótálat. Nedvesítse meg az ujjbegyét, mielőtt minden tálba $\frac{3}{4}$ csésze sushi rizst adna.
n) Óvatosan simítsa el a rizs felületét minden tálban. Osszuk el a panko tofu szeleteket a 4 tál között.
o) Minden tálba tegyük a sárgarépa gyufaszál $\frac{1}{4}$-ét.
p) Minden tálba tegyük az avokádó szelet $\frac{1}{4}$-ét. Minden tál tetejére halmozzon 1 evőkanál kukoricaszemet.
q) Tálaláskor szórja meg a nori csíkok $\frac{1}{4}$-ét minden tálra. Édesített szójasziruppal vagy szójaszósszal tálaljuk.

90. Avokádó sushi tál

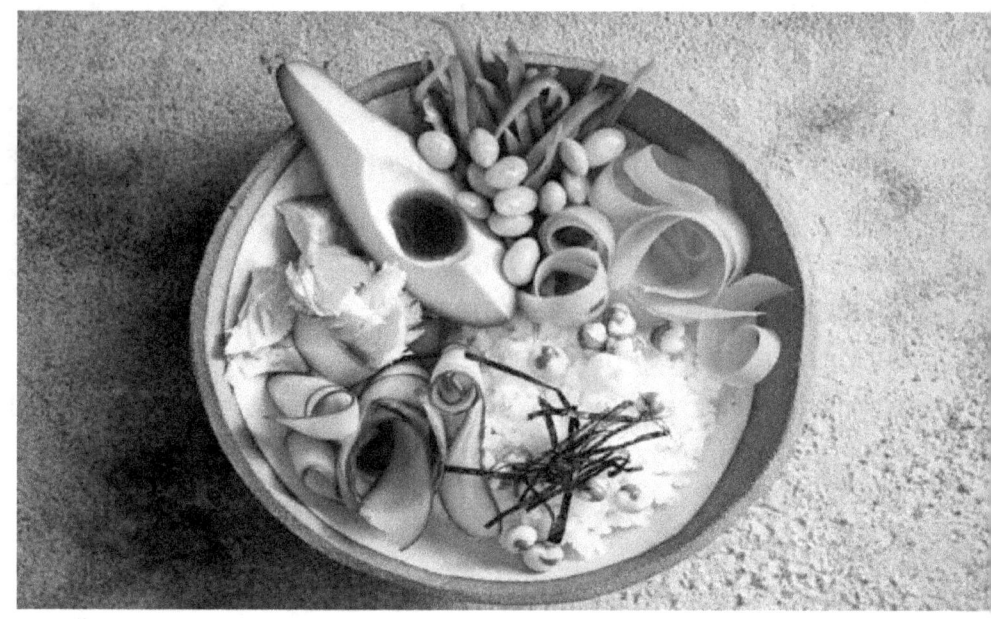

ÖSSZETEVŐK:

- 1½ csésze elkészített hagyományos sushi rizs
- ¼ kis jicama, meghámozva és gyufaszálra vágva
- ½ jalapeño chili paprika, a magokat eltávolítva és durvára vágva
- ½ lime leve
- 4 evőkanál Sushi rizsöntet
- ¼ avokádó, meghámozva, kimagozva és vékony szeletekre vágva
- 2 friss koriander ág, díszítéshez

UTASÍTÁS:

a) Készítse elő a sushi rizst és a sushi rizs öntetet.
b) Keverje össze a jicama gyufaszálakat, az apróra vágott jalapenót, a lime levét és a sushi rizsöntetet egy kis nem fém tálban. Hagyja összeérni az ízeket legalább 10 percig.
c) Engedje le a folyadékot a jicama keverékről.
d) Nedvesítse meg az ujjbegyét, mielőtt minden tálba ¾ csésze sushi rizst adna.
e) Finoman simítsa el a rizs felületét.
f) Minden tál tetejére halmozzuk a pácolt jicama ½ felét.
g) Osszuk el az avokádószeleteket a 2 tál között, mindegyiket tetszetős mintázatba rendezve a rizs fölött.
h) Tálaláskor minden tál tetejére tegyen egy friss korianderszálat és ponzu szószt.

SZIVÁRVÁNYOS BUDDHA TÁLAK

91. Tofus rántott tálok kelbimbóval

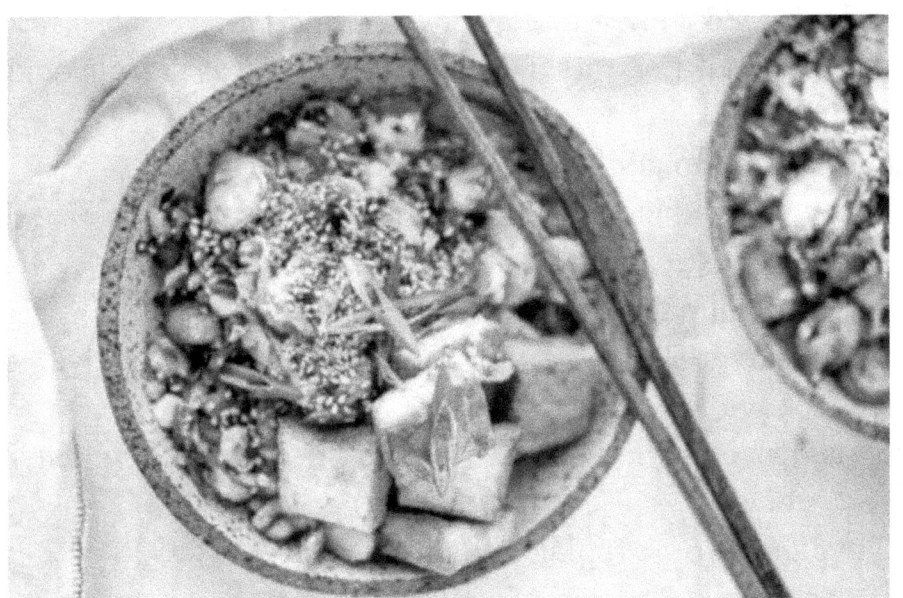

ÖSSZETEVŐK:

- 2 csésze (140 g) finomra aprított toszkán kelkáposzta
- ½ font (224 g) kelbimbó, vágva és aprítva
- 2½ evőkanál (37 ml) avokádó- vagy extraszűz olívaolaj, elosztva
- Leve fél citromból
- Kóser só és frissen őrölt fekete bors
- 1 nagy édesburgonya, szeletekre vágva
- ½ teáskanál paprika
- 14 uncia (392 g) extra kemény tofu, préselve és lecsepegve
- 3 mogyoróhagyma, fehér és zöld részek, vékonyra szeletelve
- 2 evőkanál (6 g) tápláló élesztő
- 1 teáskanál (2 g) őrölt kurkuma
- ½ teáskanál fokhagymapor
- 2 avokádó, meghámozva, kimagozva és vékonyra szeletelve
- 1 recept Zöld Tahini szósz
- Napraforgómag

UTASÍTÁS

a) Melegítsd elő a sütőt 220°C-ra vagy 7-es gázjelzésre.

b) Adja hozzá a kelkáposztát és a kelbimbót egy nagy tálba. Dörzsölje be ½ evőkanál (7 ml) olajjal, és dobja fel a citromlével és egy csipet sóval; félretesz, mellőz.

c) Tegye a burgonya szeleteket egy peremes tepsibe, és forgassa meg 1 evőkanál (15 ml) olajjal, paprikával, sóval és borssal. Süssük puhára és enyhén barnára, körülbelül 20 percig, félidőben keverjük meg. Közben elkészítjük a tofut.

d) Adjuk hozzá a tofut egy közepes tálba, és egy villával vagy az ujjainkkal törjük apró túróra. Melegítse fel a maradék 1 evőkanál (15 ml) olajat egy nagy serpenyőben közepesen magas lángon. Adjuk hozzá a mogyoróhagymát, és pároljuk puhára és illatosra, körülbelül 2 percig. Adjuk hozzá a tofut és pároljuk 2 percig. Adjuk hozzá az élesztőt, a kurkumát, a fokhagymaport, a sót és a borsot, és addig keverjük, amíg jól össze nem keveredik. Folytassa a főzést, amíg a tofu felforrósodik és enyhén megpirul, 4-5 perccel tovább.

e) Tálaláskor a kelkáposztát és a kelbimbót tálakra osztjuk. A tetejére pirított édesburgonyát, rántott tofut és avokádót teszünk, majd meglocsoljuk Green Tahini szósszal és megszórjuk napraforgómaggal.

92. Lencse és füstölt lazac Niçoise tálak

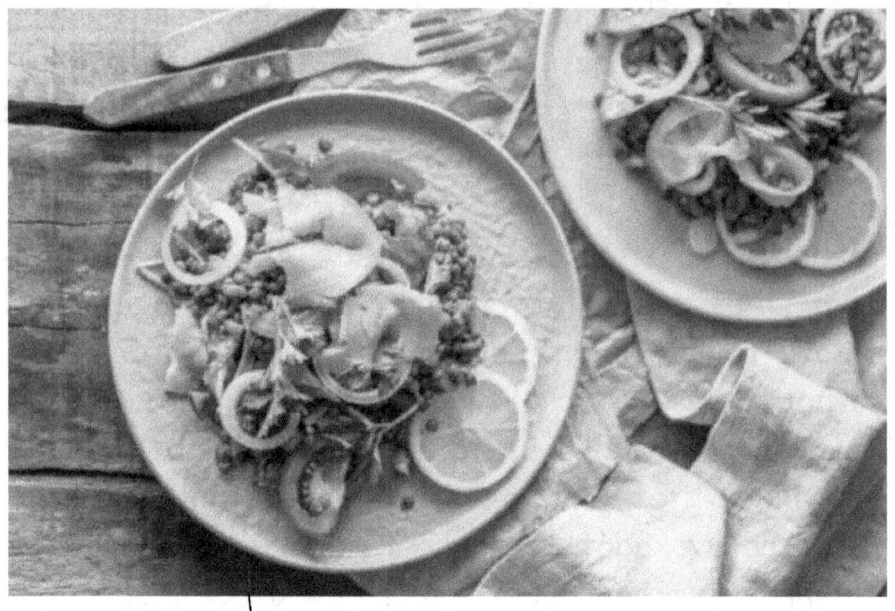

ÖSSZETEVŐK:
- ¾ csésze (144 g) francia lencse
- Kóser só és frissen őrölt fekete bors
- 8 ujjnyi burgonya, hosszában félbevágva
- 2 evőkanál (30 ml) avokádó- vagy extraszűz olívaolaj elosztva
- 1 medvehagyma felkockázva
- 6 uncia (168 g) zöldbab, vágva
- 2 csomagolt csésze (40 g) rukkola
- 1 csésze (150 g) szőlő paradicsom, félbevágva
- 8 retek negyedelve
- 1 hagymás édeskömény, vágva és vékonyra szeletelve
- 4 kemény tojás, félbevágva
- 4 uncia (115 g) vékonyra szeletelt füstölt lazac
- 1 recept Fehérbor-citromos vinaigrette

UTASÍTÁS

a) Melegítsd elő a sütőt 220°C-ra vagy 7-es gázjelzésre.

b) Adja hozzá a lencsét és egy csipet sót egy közepes serpenyőbe, és fedje fel vízzel legalább 5 cm-re. Forraljuk fel, majd mérsékeljük a lángot, és pároljuk puhára, körülbelül 25 percig. Engedje le a felesleges vizet.

c) Dobjuk fel a burgonyát 1 evőkanál (15 ml) olajjal, sózzuk és borsozzuk. Egy rétegben elrendezzük egy peremes tepsiben. Süssük puhára és enyhén barnára, körülbelül 20 percig. Félretesz, mellőz.

d) Közben a maradék 1 evőkanál (15 ml) olajat egy serpenyőben közepes lángon hevítsük fel. Pároljuk a medvehagymát puhára, körülbelül 3 percig. Hozzáadjuk

a zöldbabot és sózzuk, borsozzuk. Főzzük, időnként megkeverve, amíg csak puha, körülbelül 5 percig.
e) Tálaláskor a lencsét és a rukkolát tálakra osztjuk. A tetejére ropogós burgonyát, zöldbabot, paradicsomot, retket, édesköményt, tojást és füstölt lazacot teszünk. Meglocsoljuk fehérboros-citromos vinaigrette-vel.

93. Füstölt lazac és Soba tésztatálak

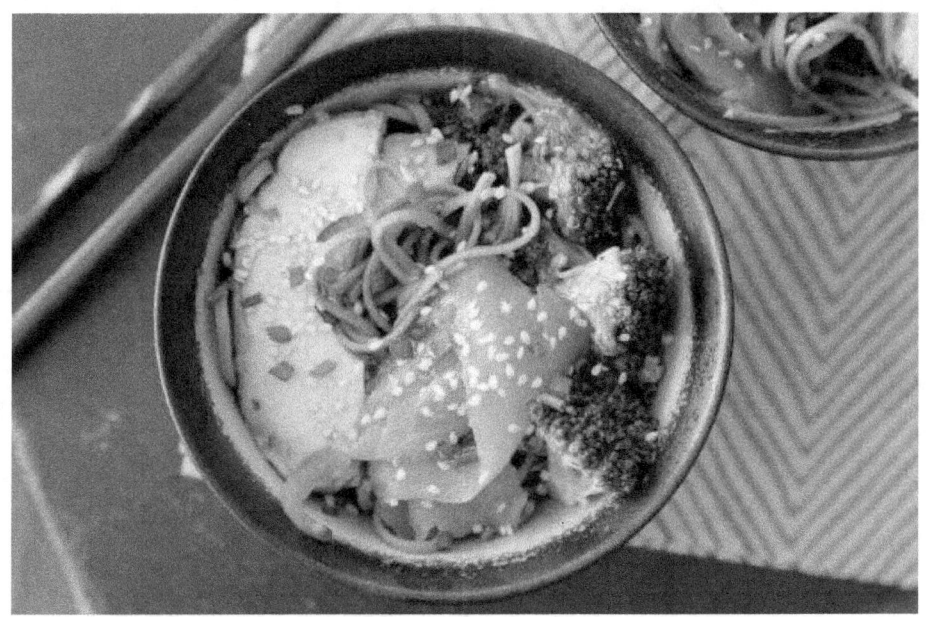

ÖSSZETEVŐK:

- 4 evőkanál (60 ml) tamari
- 1 evőkanál (15 ml) rizsecet
- 1 evőkanál (6 g) frissen reszelt gyömbér
- 1 teáskanál (5 ml) pirított szezámolaj
- ½ teáskanál méz
- 6 uncia (168 g) száraz hajdina soba
- tészta
- 1 csésze (120 g) héjas edamame
- 4 uncia (115 g) vékonyra szeletelt füstölt lazac
- 1 közepes mag nélküli uborka, meghámozva és meghámozva
- 1 avokádó, meghámozva, kimagozva és vékonyra szeletelve
- Aprított nori
- Piros paprika pehely

UTASÍTÁS

a) Keverje össze a tamarit, a rizsecetet, a gyömbért, a szezámolajat és a mézet egy kis tálban; félretesz, mellőz.

b) Forraljunk fel egy nagy fazék sós vizet. Főzd meg a soba tésztát a csomagoláson található utasítások szerint. A tésztát lecsepegtetjük, és hideg vízzel alaposan leöblítjük. Keverje össze még egyszer a szószt, és dobja fel a tésztát 1 evőkanál (15 ml) szósszal.

c) Tálaláshoz osszuk el a soba tésztát tálak között. A tetejére edamame-ot, füstölt lazacot, uborkát és avokádót teszünk. Meglocsoljuk mártással, és megszórjuk nori- és pirospaprika-pelyhekkel.

94. Marokkói lazac és köles tálak

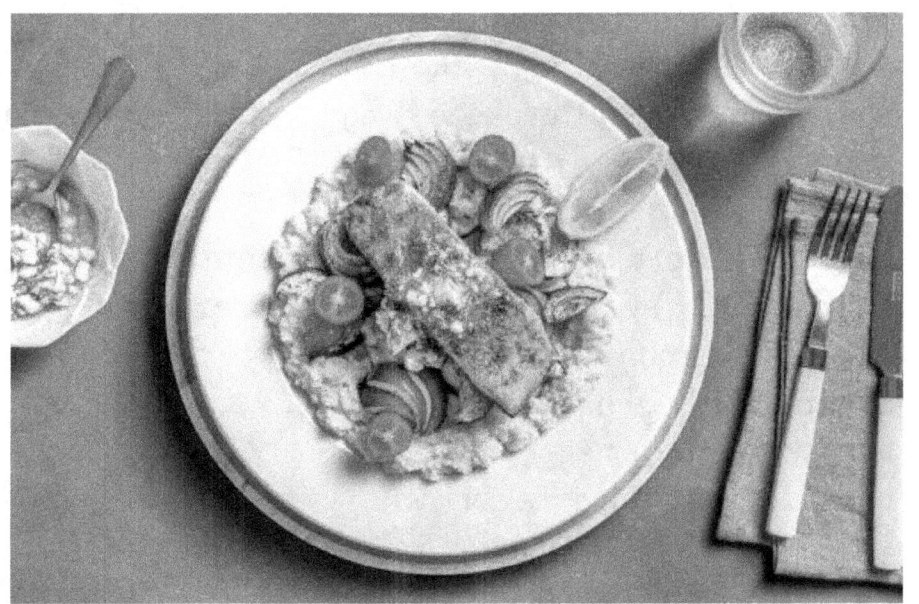

ÖSSZETEVŐK:

- ¾ csésze (130 g) köles
- 2 csésze (470 ml) víz
- Kóser só és frissen őrölt fekete bors
- 3 evőkanál (45 ml) avokádó- vagy extraszűz olívaolaj elosztva
- ½ csésze (75 g) szárított ribizli
- ¼ csésze (12 g) finomra vágott friss menta
- ¼ csésze (12 g) finomra vágott friss petrezselyem
- 3 közepes sárgarépa
- 1½ evőkanál (9 g) harissa
- 1 teáskanál (6 g) méz
- 1 gerezd fokhagyma, felaprítva
- ½ teáskanál őrölt kömény
- ½ teáskanál őrölt fahéj
- 4 (4-6 uncia, 115-168 g) lazacfilé
- ½ közepes angol uborka, apróra vágva
- 2 csomagolt csésze (40 g) rukkola
- 1 recept Mentás joghurtos szósz

UTASÍTÁS

a) Melegítsd elő a sütőt 220°C-ra vagy 7-es gázjelzésre.

b) Adja hozzá a kölest egy nagy, száraz serpenyőbe, és közepes lángon pirítsa aranybarnára 4-5 perc alatt. Adjuk hozzá a vizet és egy nagy csipet sót. A víz fröcsköl, de gyorsan leülepszik. Felforral. Csökkentse a hőt alacsonyra, keverjen bele 1 evőkanál (15 ml) olajat, fedje le, és párolja, amíg a víz nagy része felszívódik, 15-20 percig. Vegyük le a tűzről és pároljuk az edényben 5 percig. Ha kihűlt, belekeverjük a ribizlit, a mentát és a petrezselymet.

c) Közben meghámozzuk és felszeleteljük a sárgarépát 1,3 cm vastag szeletekre. Egy közepes tálban keverjünk össze 1½ evőkanál (23 ml) olajat, harissát, mézet, fokhagymát, sót és borsot. Adjuk hozzá a sárgarépát, és keverjük össze. Egyenletes rétegben elosztjuk egy sütőpapírral bélelt tepsi egyik oldalát. A sárgarépát 12 percig sütjük.
d) Keverje össze a maradék ½ evőkanál (7 ml) olajat, a köményt, a fahéjat és a ½ teáskanál sót egy kis tálban. Kenjük meg a lazacfilét. Vegye ki a tepsit a sütőből. Fordítsd meg a sárgarépát, majd rendezd el a lazacot a másik oldalon. Addig sütjük, amíg a lazac át nem fő és könnyen pelyhesedik, vastagságtól függően 8-12 percig.
e) Tálaláskor a fűszernövényes kölest elosztjuk tálak között. A tetejére lazacfilét, sült sárgarépát, uborkát és rukkolát teszünk, és meglocsoljuk mentás joghurtos szósszal.

95. Thai kókuszos curry tálak

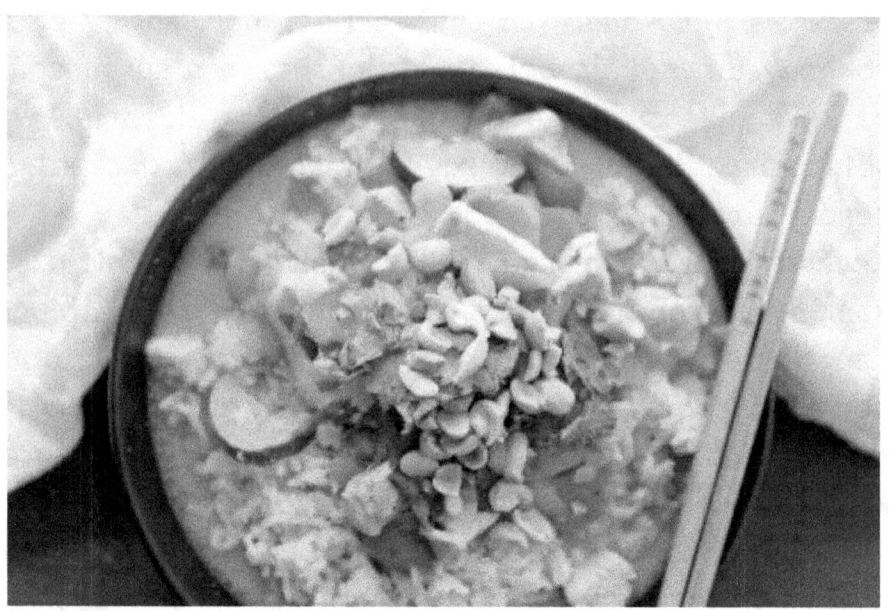

ÖSSZETEVŐK:

- 1 evőkanál (14 g) kókuszolaj
- 3 gerezd fokhagyma, felaprítva
- 1½ evőkanál (9 g) finomra vágott friss gyömbér
- 2 evőkanál (30 g) vörös thai curry paszta
- 1 (14 uncia vagy 392 g) doboz cukrozatlan kókusztej
- 1½ csésze (355 ml) zöldségalaplé
- 1 lime, meghámozzuk, majd szeletekre vágjuk
- Kóser só és frissen őrölt fekete bors
- 14 uncia (392 g) extra kemény tofu, préselve, lecsöpögtetve és felkockázva
- 8 uncia (225 g) zöldbab, vágva
- 2 teáskanál (10 ml) tamari
- 1 fej brokkoli rózsákra vágva
- 16 uncia (455 g) cukkini tészta
- 1 csésze (70 g) felaprított vörös káposzta
- Pörkölt sózatlan földimogyoró, apróra vágva
- Apróra vágott friss koriander

UTASÍTÁS

a) Melegítsük fel az olajat egy közepes serpenyőben közepes lángon. Adjuk hozzá a fokhagymát és a gyömbért, keverjük össze, hogy bevonják, és főzzük illatig, körülbelül 30 másodpercig. Keverje hozzá a currypasztát, és főzze tovább 1 percig. Hozzákeverjük a kókusztejet, az alaplét és a lime héját, majd sózzuk és borsozzuk. Forraljuk fel, majd mérsékeljük a lángot, és főzzük 15 percig. Keverje hozzá a tofut és a zöldbabot, és párolja még 5 percig. Lehúzzuk a tűzről, belekeverjük a tamarit, és ízlés szerint fűszerezzük.

b) Közben megpároljuk a brokkolit.

c) Tálaláskor a cukkinis tésztát tálakba osztjuk. A tetejére tofut és zöldbabot, brokkolit és káposztát teszünk. Öntsük a curry szószt a tetejére, szórjuk meg mogyoróval és korianderrel, és adjunk hozzá egy csipet lime levét.

96. Vegetáriánus sushi tálak

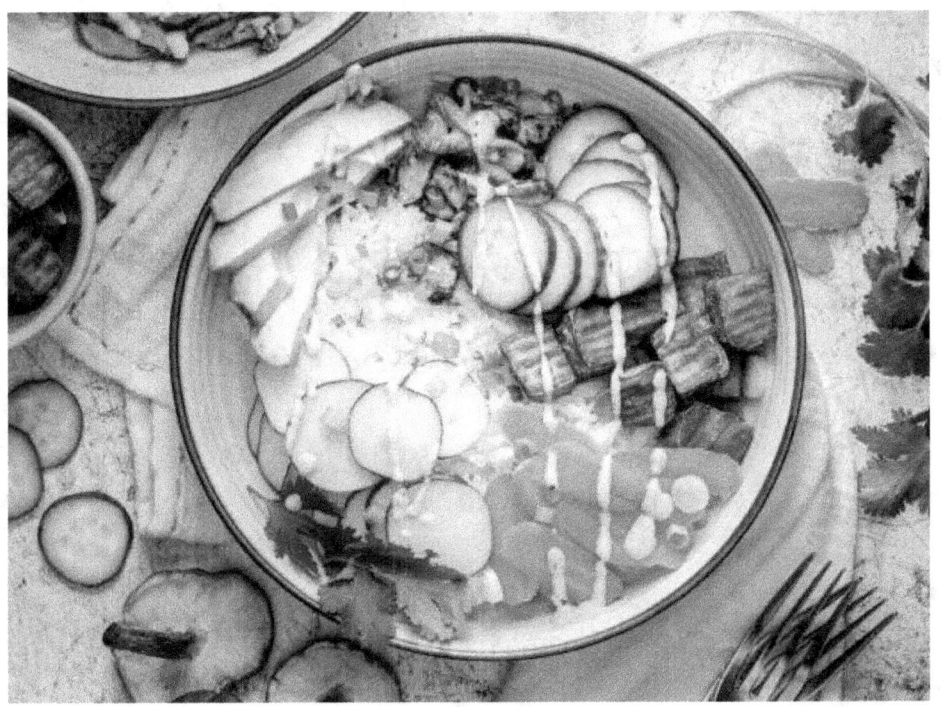

ÖSSZETEVŐK:

- 1 csésze (165 g) barna rizs
- 2 csésze (470 ml) plusz 2 evőkanál (30 ml) víz, elosztva
- Kóser só és frissen őrölt fekete bors
- 14 uncia (392 g) extra kemény tofu, préselve és lecsepegve
- ¼ csésze (60 ml) szójaszósz
- 2 evőkanál (30 ml) rizsecet
- 1 teáskanál (6 g) méz 2 gerezd fokhagyma, darálva
- 2 közepes sárgarépa, meghámozva és szalagokra borotválva
- ½ mag nélküli uborka, vékonyra szeletelve
- 2 avokádó, meghámozva, kimagozva és vékonyra szeletelve
- szeletelt
- 2 medvehagyma, vékonyra szeletelve
- Aprított nori
- szezámmag
- 1 recept Miso-Ginger szósz

UTASÍTÁS

a) Melegítsd elő a sütőt 200°C-ra vagy 6-os gázjelzésre.

b) Adja hozzá a rizst, 2 csésze (470 ml) vizet és egy csipet sót egy közepes serpenyőbe, és forralja fel. Csökkentse a hőt alacsonyra, fedje le, és főzze, amíg a rizs megpuhul, 40-45 percig. Levesszük a tűzről, és fedő alatt 10 percig pároljuk a rizst.

c) Közben a tofut háromszögekre vágjuk. Keverje össze a szójaszószt, a rizsecetet, a maradék 2 evőkanál (30 ml) vizet, a mézet és a fokhagymát egy sekély edényben.

Adjuk hozzá a tofut, óvatosan keverjük össze, és pácoljuk legalább 10 percig.
d) A tofut egy peremes tepsibe helyezzük, a maradék pácot pedig kidobjuk. Főzzük, amíg a tofu alja enyhén megpirul, körülbelül 12 percig. Fordítsuk meg a tofut, és főzzük további 12 percig.
e) Tálaláshoz osszuk el a rizst tálak között. A tetejére tofut, sárgarépát, uborkát és avokádót teszünk. Díszítsük mogyoróhagymával, norival és szezámmaggal, és öntsük meg Miso-Ginger szósszal.

97. Karfiol Falafel Power Bowls

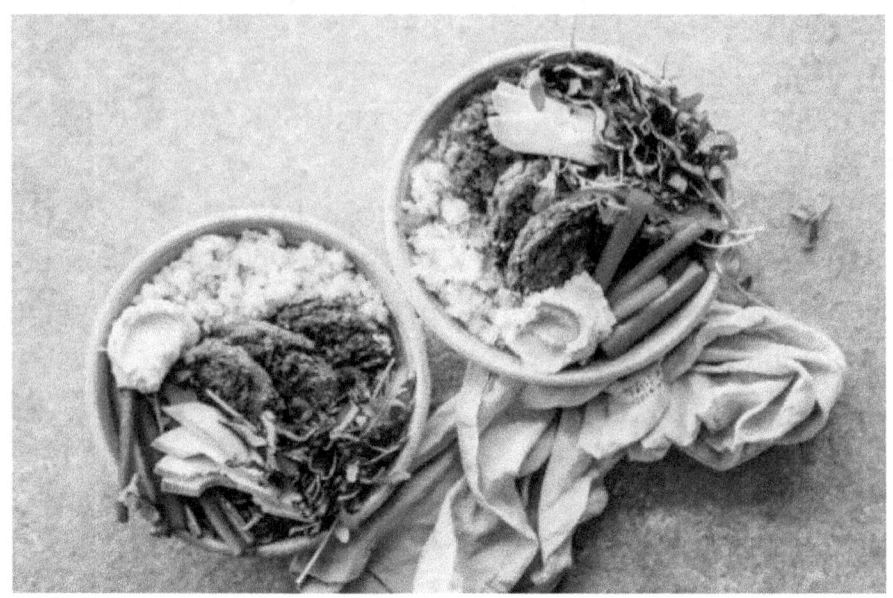

ÖSSZETEVŐK:

- 3 csésze vagy 2 (15 uncia vagy 420 g) konzerv csicseriborsó, lecsepegtetve és leöblítve
- 1 kis vöröshagyma, durvára vágva
- 2 gerezd fokhagyma
- 2 evőkanál (30 ml) frissen facsart citromlé
- ½ csomagolt csésze (24 g) friss petrezselyemlevél
- ½ csomagolt csésze (8 g) friss korianderlevél
- 2 teáskanál (4 g) őrölt kömény
- 1 teáskanál (2 g) őrölt koriander
- ¹/₈ teáskanál cayenne bors
- Kóser só és frissen őrölt fekete bors
- 3 evőkanál (24 g) univerzális liszt
- 1 teáskanál (5 g) sütőpor
- 1 evőkanál (15 ml) avokádó vagy extraszűz olívaolaj
- 16 uncia (455 g) rizs karfiol
- 2 teáskanál (4 g) za'atar
- 2 csomagolt csésze (40 g) rukkola
- 1 közepes piros kaliforniai paprika kimagozva és apróra vágva
- 2 avokádó, meghámozva, kimagozva és felkockázva
- Vörös káposzta vagy répa savanyú káposzta
- Hummusz

UTASÍTÁS

a) Ha szárított babot használ, adja hozzá a csicseriborsót egy közepes tálba, és öntse fel vízzel legalább 2,5 cm-re. Hagyja ülni, fedetlen, szobahőmérsékleten 24 órán át.

b) Melegítsük elő a sütőt 375°F-ra (190°C, vagy gázjelzés 5).

c) Adja hozzá a lecsöpögtetett csicseriborsót, hagymát, fokhagymát, citromlevet, petrezselymet, koriandert, köményt, koriandert, cayenne-t, 1 teáskanál (6 g) sót és ¼ teáskanál borsot a robotgép táljába. Körülbelül 10-szer lüktetjük, amíg a csicseriborsó fel nem vágódik. Kaparjuk le az edény oldalát, adjuk hozzá a lisztet és a sütőport, és addig keverjük, amíg a keverék jól össze nem áll.
d) Körülbelül 2 evőkanálnyi keveréket kikanalazunk, és a tenyerünkben golyóvá forgatjuk. Tegye át egy enyhén kivajazott tepsibe, és egy spatulával lapítsa el egy ½ hüvelyk (1,3 cm) vastag korongot. Ismételje meg a műveletet a keverék többi részével.
e) A falafelt 25-30 percig sütjük, amíg meg nem fő és megpuhul, félidőben megfordítva.
f) Melegítsük fel az olajat egy nagy serpenyőben közepes lángon. Adjuk hozzá a rizses karfiolt, a za'atar-t, sózzuk és borsozzuk, és keverjük össze. Időnként megkeverve főzzük, amíg a karfiol kissé megpuhul, körülbelül 3 percig.
g) Tálaláskor a karfiol rizst és a rukkolát tálakra osztjuk. A tetejére falafel pogácsákat, kaliforniai paprikát, avokádót, savanyú káposztát és egy gombóc humuszot teszünk.

98. Fekete bab és Chorizo tálak

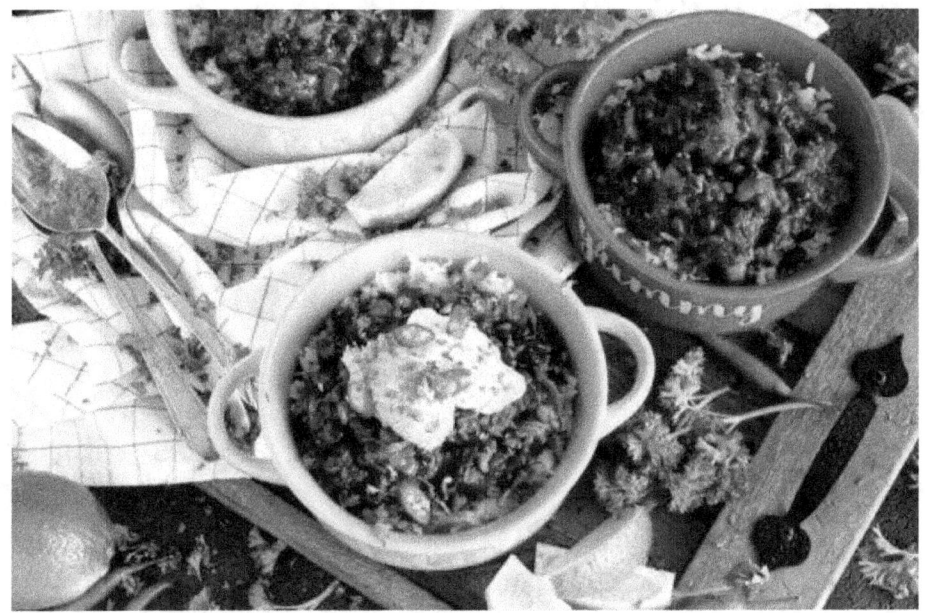

ÖSSZETEVŐK:

- 3 csésze (90 g) bébispenót
- 2 evőkanál (30 ml) avokádó- vagy extraszűz olívaolaj elosztva
- 8 uncia (225 g) rizs karfiol
- Kóser só és frissen őrölt fekete bors
- $\frac{1}{4}$ csésze (4 g) finomra vágott friss koriander, plusz még a feltéthez
- 8 uncia (225 g) mexikói chorizo vagy
- szóyrizo, bélések eltávolítva
- 4 nagy tojás
- 1 csésze (200 g) fekete bab, lecsepegtetve és leöblítve
- Salsa
- $\frac{1}{2}$ csésze (120 ml) avokádószósz
- Osszuk szét a spenótot tálak között.

UTASÍTÁS

a) Melegíts fel 1 evőkanál (15 ml) olajat egy nagy serpenyőben közepes lángon. Hozzáadjuk a rizses karfiolt és sózzuk, borsozzuk. Időnként megkeverve főzzük, amíg a karfiol át nem melegszik és kissé megpuhul, körülbelül 3 percig. Levesszük a tűzről, és belekeverjük a koriandert. Oszd szét a tálak között. Törölje tisztára a serpenyőt.

b) Melegítse fel a maradék 1 evőkanál (15 ml) olajat ugyanabban a serpenyőben közepes lángon. Adjuk hozzá a chorizót. A húst fakanállal feltörve főzzük 6-8 percig, amíg át nem főzik és jól megpirul. Egy lyukas kanál segítségével vigye át a chorizót egy papírtörlővel bélelt tányérra.

c) Csökkentse a hőt alacsonyra, és ugyanabban a serpenyőben süsse meg a tojásokat.
d) Tálaláskor tegyük a tálak tetejére chorizót, tojást, fekete babot és salsát.
e) Meglocsoljuk avokádószósszal és megszórjuk extra korianderrel.

99.Slow Cooker Congee reggeli tálak

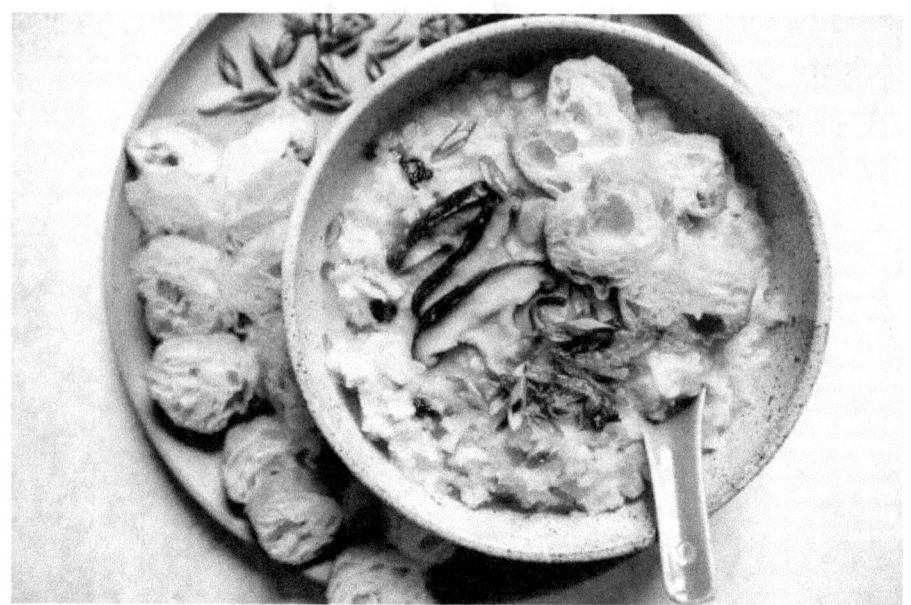

ÖSSZETEVŐK:
- ¾ csésze (125 g) jázmin rizs
- 4 csésze (940 ml) víz
- 3 csésze (705 ml) zöldség- vagy csirkehúsleves
- 1 hüvelykes (2,5 cm) darab friss gyömbér, meghámozva és vékonyra szeletelve
- Kóser só és frissen őrölt fekete bors
- 3 evőkanál (45 ml) avokádó- vagy extraszűz olívaolaj elosztva
- 6 uncia (168 g) gomba, lehetőleg cremini vagy shiitake, szeletelve
- 6 csésze (180 g) bébispenót
- 4 nagy tojás
- Kimcsi
- Mogyoróhagyma, vékonyra szeletelve

UTASÍTÁS

a) Adja hozzá a rizst, a vizet, az alaplevet, a gyömbért és az 1 teáskanál (6 g) sót egy 3,2 literes (3,2 literes) vagy nagyobb lassú tűzhelyhez, és keverje össze. Fedjük le, állítsuk alacsonyra, és főzzük addig, amíg a rizs szétesik és krémes lesz, körülbelül 8 órán keresztül.

b) Távolítsa el és dobja ki a gyömbért. Keverjük össze, kaparjuk le a lassú tűzhely oldalát és alját. Osszuk el a kontyot tálak között.

c) Melegíts fel 1 evőkanál (15 ml) olajat egy nagy serpenyőben, közepesen magas lángon. Hozzáadjuk a gombát, sózzuk, borsozzuk, és körülbelül 5 perc alatt puhára pároljuk. Rákanalazzuk a pépet.

d) Melegítsen fel 1 evőkanál (15 ml) olajat ugyanabban a serpenyőben közepes lángon. Adjuk hozzá a spenótot, és főzzük, időnként megforgatva, amíg éppen megfonnyad, körülbelül 2 percig. Osszuk el a spenótot a tálak között.

e) Ugyanebben a serpenyőben felforrósítjuk a maradék 1 evőkanál (15 ml) olajat, és kisütjük a tojásokat.

f) Adjuk hozzá a tojásokat a tégelyes tálkához, és tegyük a tetejére kimchit és mogyoróhagymát.

100. Hajdina és fekete bab reggelizőtálak

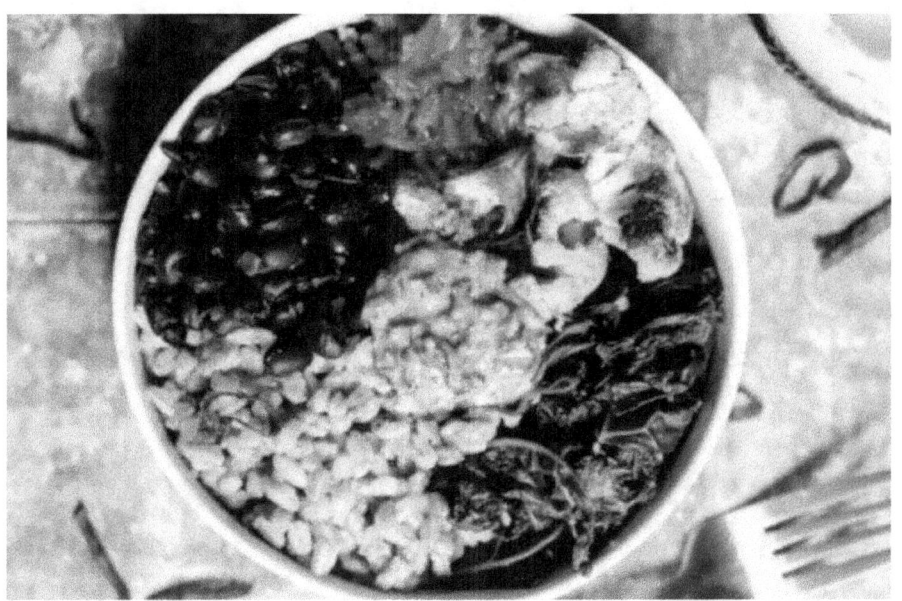

ÖSSZETEVŐK:

- ¾ csésze (125 g) kasha hajdina
- 1¹/3 csésze (315 ml) víz
- ½ evőkanál (7 g) sótlan vaj
- Kóser só és frissen őrölt fekete bors
- 4 csésze (520 g) párolt kelkáposzta
- 1½ csésze (300 g) vagy 1 (15 uncia vagy 420 g) fekete bab doboz, lecsepegtetve és leöblítve
- 4 kemény tojás
- 2 avokádó, meghámozva, kimagozva és pépesítve
- 1 görögdinnye retek, vékonyra szeletelve
- Morzsolt feta
- 1 recept Miso-Ginger szósz
- szezámmag
- Aleppói paprika

UTASÍTÁS

a) Egy közepes serpenyőben keverje össze a hajdinát, a vizet, a vajat és egy csipet sót. Forraljuk fel, majd mérsékeljük a lángot, fedjük le, és puhára pároljuk 15-20 percig.

b) Tálaláskor a hajdinát tálakra osztjuk. A tetejére párolt kelkáposztát, babot, szeletelt kemény tojást, avokádót, retket és fetát teszünk. Meglocsoljuk Miso-Ginger szósszal és megszórjuk szezámmaggal és aleppói borssal.

KÖVETKEZTETÉS

Amint befejezzük a „AZ ÖRÖM SZIVÁRVÁNYOS TÁLAI" című utazásunkat, remélem, hogy konyhája a színek, ízek és táplálékok menedékévé vált. Ez a szakácskönyv nem csupán receptgyűjtemény; ez annak az örömnek az ünnepe, amely abból fakad, hogy egészségesebb és élettelibb ételeket kóstolhatsz meg.

Köszönöm, hogy csatlakoztál hozzám az ízek, színek és a tested táplálásából fakadó öröm felfedezésében. Legyenek ezek a tálak a kulináris repertoár fő elemei, amelyek nemcsak a táplálkozást, hanem az élvezetet is elhozzák mindennapi étkezéseibe.

Miközben ízlelgeti az utolsó kanálnyi tálat, eszébe juthat, hogy minden falatban benne van az öröm, a wellness pedig egy olyan utazás, amely a konyhánkban meghozott döntésekkel kezdődik. Íme, az öröm, hogy táplálja testét, egy-egy színes tálat. Boldog és egészséges táplálkozás!

www.ingramcontent.com/pod-product-compliance
Lightning Source LLC
Chambersburg PA
CBHW071321110526
44591CB00010B/973